最高のパフォーマンスを実現する！

ブレインスポッティング スポーツワーク

トラウマ克服の心理療法

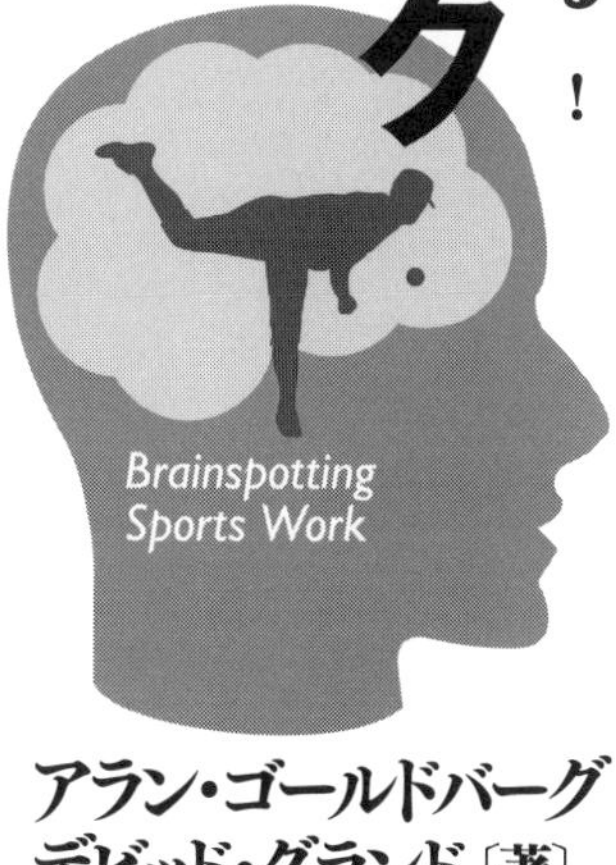

アラン・ゴールドバーグ
デビッド・グランド〔著〕
Alan Goldberg & David Grand
久保隆司〔訳〕

BAB JAPAN

謝辞

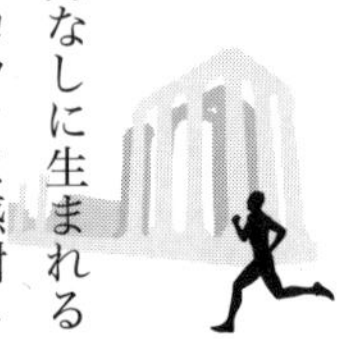

本書のような著作は、多くの人の努力なしに生まれることはない。まず最初に、ロブ・ポリショックに感謝したい。私たちのチームの三番目の銃士である。ロブは、「ブレインスポッティング・スポーツ・パフォーマンスワーク」の発展、スポーツトラウマ・モデル、コートやフィールド内での私たちの理論の応用において、手を貸してくれ、支援してくれた。マッキー・サッサーとホワード・スミスとの接点をつくる助けをしてくれたキーマンでもある。また、マーケティングの天才で、とどまるところを知らない勢いも持っている。そのおかげで、今ではありがたいことに友人またはサポーターでもあるマッキー・サッサーとの出会いに、私たちを導いてくれたのだ。マッキーは私たちのワークを受け入れてくれ、最も「閉じ込められた」アスリートでさえ、そこから脱出できると示すことを助けてくれた。マッキーは励ましくれたり、代弁もしてくれた。そして彼の努力は、苦しみ凍りついている無数のアスリートに対して、安心感と解放感をもたらしてくれるものである。

ＭＬＢのホワード・スミスにはとても感謝している。大きな構想にもオープンで、快く支援をしてくれた。応対できないほどの忙しいときでも、常にドアを開いてくれていたのである。スポーツにおける解離の分野でのブレインスポッティングの開発者として、リサ・シュワッツに感謝する。この分野での彼女のワークは独創性に富み、スポーツトラウマ・モデルの基盤となってきた。ボブ・スケアーに多くの感謝をしたい。彼はトラウマとその治療の領域に、素晴らしい革新をもたらしてきた。ボブが私たちの支持者であり、友人であることを誇りに思う。私たちのワークの将来性を示してくれたカルダー・カウフマンに感謝する。カルダーは才能に恵まれたピッチャーであり、心理学者である。私たちのワークを未来へとつなげることのできる人物である。神経生物学的な知における師であり、導き手であるユーリー・バーグマンに謝意を表する。本書のような書籍を制作してくれたドッグイヤー・プレス社の人々に感謝する。私たちを信頼し、本書を実現してくれたその努力に対して、ブラック・エージェンシーのデーブ・ララベルに感謝する。この数年にわたる旅で、裏で支えてくれた次の人たちのチームを賞賛したい。

エズリー・カバーリョ、クリス・ランク、マーサ・ヤコビー、パイ・フレイ、ダイアン・イズラエル、ロベルト・ワイズ、スティーブ・ウォーカー、

アール・ポティート、ローラ・ヒレスハイム、セリ・エバンス、シェーン・クライン、デブ・アンティノリ、リンダ・ブレナン、ルーシー・ブラウン、ネイリー・バカリュー、アン・ブフォード、シュールト・デ・ヨング、スーザン・ドゥウェル、ケビン・ダウリング、フィリップ・ダットン、クロエ・カッツ、チャヤ・カウフマン、オリバー・シューブル、マリオ・サルバドール、フラン・ヨーリー、エバン・サインフェルド、トム・テイラー、そして、テリー・ウイリアムズ。

最後に、とりわけ、私たちを信じて痛みをシェアし、レジリエンスと壁にぶち当たっていた状態から打ち破るまでの旅について、とても多くのことを教えてくれたアスリートであるクライアントたちに感謝をしたい。特に、この本の読者の皆さんと自分たちの物語をシェアすることを快く認めてくれた一人ひとりに感謝をしたい。

はじめに

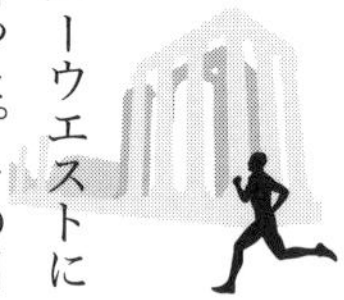

ある金曜日の夜、マンハッタンのアッパーウエストにあるビストロで、私たちは会食の機会を持った。その日は、マッキー・サッサーの誕生日であった。その翌日には、不可能への挑戦がアレンジされていたのである。それは、彼のメジャーリーグ選手としてのキャリアを11年早く終わらせることになった投球の「イップス」(yips)から、彼を解放することであった。私たちは、目前に迫った挑戦について話すのを避け、代わりに野球場とスポーツ心理学の世界で繰り広げられた笑いと闘いの物語を分かち合った。マッキーは人なつこく、南部人の魅力がにじみ出ていた。しかし、鋭い知性と深い感情を、私たちのような心理学のプロの目から隠すことはできなかった。

身長１８６㎝、体重95・３kgのマッキー・サッサーは、１９８８年シーズンのニューヨーク・メッツにおいて、将来嘱望される捕手であった。攻撃的なバッターで、驚くほど俊敏な捕手である。メッツは、年齢を重ねたゲーリー・カーターの後継にと彼を獲得した。ルーキーシーズンでは、2割8分5厘の打率で、出塁時打率は3割１分3厘。彼の打撃成績は、その後の2年にわたって着実に改善していった。１９９０年には、3割7厘を打ち、先発メンバーとして定着、オールスター戦に出場する可能性も出ていた。

本塁の後ろやバッターボックスの双方での強さに関わらず、マッキーにとって、すべてがうまくいっていたわけではなかった。デビューシーズンでは、投手に返球するという単純な作業に時折苦しんでいたのだ。実際にボールを手放すまで、2度、3度、はては4度も投球動作を繰り返し始めた。ようやく手放した彼の返球は、矢のような鋭いものではなく、緩やかなものであった。対戦チームの走者は、この送球前の癖を利用して、繰り返す投球動作のタイミングを見計らい、余裕を持って盗塁したのである。

マッキーは、自分自身でこの問題を解消しようと死に物狂いの試みをしていたが、それでもなお、すべての彼の努力は報われることはなかった。彼がコンサルテーションを受けた無数の専門家は、下降のスパイラルを逆回転させるための有効な手立てを打てなかったのである。試合に出たすべてのレベルでMVPであるように、これまでの人生において恵まれていたスポーツの領域で、どうして最も単純な作業を行なうことができなくなったのであろうか？

とどめの一撃がやってきたのは、1990年である。そのとき、ブレーブスのジム・プレスリーによって、本塁で構えていたマッキーは突き飛ばされた。6週間の故障者リストに登録され、以前の彼とはまったく違ってしまったのである。打率は下降し、ボールはまったく手放すことができなくなった。本塁の後ろで捕手として試合に出場する機会は減っていき、1997年11月、ついに放出となった。すぐにマリナーズと契約したが、まもなく送球問題が完全に蒸し返し、守備陣から外れたのである。1995年、パドレスとパイレーツで短期間在籍した後に引退した。故郷のアラバマに戻り、母校ウォレス・コミュニティ・カレッジで、野球部のヘッドコーチになった。

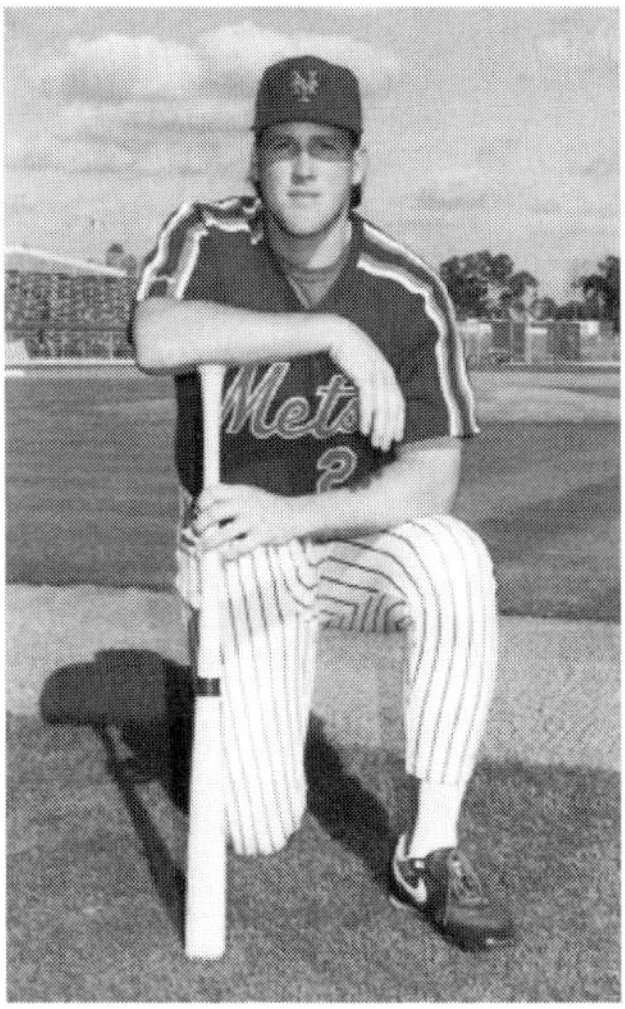
メッツ時代のマッキー・サッサー

2006年の夏、私たちが初めてマッキーと会ったとき、いまだこの不可解な投球障害を負っていた。打撃投手として投げるとき、ボールを手放したり、コントロールできなかったのである。19年前の問題のせいで、メジャーリーグでコーチするという引退以来、彼が持ち続けていた夢は実現できないでいた。彼はこう打ち明けた。「自分は、メジャーリーグの球団で、かなりよいブルペンコーチになれると思うよ。でも打撃練習のために投げないといけないだろう。それができずに、また恥ずかしい思いをすることを怖れているんだよ」。

マッキーとのミーティングの目的は単純なものであった。私たちの目的は、かなり世間でも知られている送球のイップスの解消を援助し、反復性スポーツ・パフォーマンス問題（ＲＳＰＰ）の解消における「ブレインスポッティング・スポーツワーク」の常識を打ち破る力を示すことであった。彼の大リーグ人生を取り戻す助けはできなかったが、打撃練習用に自由に投げるようにすることでイップスを癒すことが、私たちの切なる望みであった。

私（アラン・ゴールドバーグ、以下ＡＧ）は、26年以上、応用スポーツ心理学の分野でもっぱら働いてきた。マッキー・サッサーのようなアスリートが、パフォーマンスの怖れとブロックを克服するための援助が専門である。１９９７年、私は『スランプをぶっとばせ！――メンタルタフネスへの10ステップ』（ベースボールマガジン社、２０００年）を書いた。これは、ＲＳＰＰに苦しむアスリートを癒すための私の成功モデルを描いたものであった。自分のワークをさらなるレベルに押し上げることのできる何かが足りないと感じた。その答えを求めているうちに、デビッド・グランドのワークと出会ったのである。グランドは、ニューヨークのトラウマ専門セラピストで、創造性とパフォーマンス向上に関する専門家として国際的にも知られている。"Emotional Healing at Warp Speed-The Power of EMDR"（2001）の著者であるデビッドは、トラウマ治療のテクニックをパフォーマンスのブロックに応用し、スポーツ心理学で現行のどの手法よりも優れているメソッドを開発した。彼の理論は、常識を打ち破るものであった。すなわち、イップスや重いスランプのようなすべての反復性スポーツ・パフォーマンス問題は、アスリートの意識的な気づきやコントロールの外部で働くトラウマがベースとなっている。そして、根底にある身体的で感情的なトラウマが特定され、直接的に働きかけられることがなければ、ブロックは減少することはあっても、完全に解放されることはないのである。

デビッドは、アスリートだけでなく、役者、歌手、ダンサーらと一緒に、長年にわたって自らのメソッドを磨いてきた。彼のワークを観察し、トレーニングを受けた後に、彼の手法は、私が欠けていると思っていた要素であると信じるに至った。恐怖心のため動けなくなったレベル９の体操選手であるアマンダとの私のワークが、デビッドの手法がスポーツ心理学に革命をもたらすことの証明となった。アマンダは、段違い平行棒における重度の事故に苦しんでいた。その事故は私が彼女とワークし始めることになる1年前に起きたもので、感情的にまったく回復していなかったのである。当初、彼女とのワークは限定的にしかうまくいっていなかった。しかし、デビッドにスーパーバイズを受けることで、アマンダが完全に恐怖心を克服し、最高の形に復帰する手助けができたのである。

過去4年以上にわたって、私たちはグランド博士の手法と私のスランプ撃退エクササイズとを組み合わせてきた。その結果は、今、皆さんが読まれている本書の中で述べられている。私たちの理論と技術の大部分は、直接的にデビッドに由来するものなので、私たちは「ブレインスポッティング・スポーツワーク」という名称を採用した。

デビッドと私が、この常識を打ち破るメソッドについての実践的な本をつくり始めたときに私たちが望んだのは、この革命的な手法の力を具体的に示してくれるアスリートと共同で作業をすることであった。マッキー・サッサーの世に広く知られている送球問題は、現役時に50名以上の専門家に診てもらったにもかかわらず、いまだ解消していないということを私たちは知った。彼が共同ワークにおける最適の候補者であると私たちは感じた。マッキーもまた、私たちと会うことを熱望していた。それは個人的にも、繰り返し見る悪夢に関する明快な理由と対処法の獲得を願っていたからである。

マッキーとの第1回目のミーティングは、スポーツ・パフォーマンスのコーチであり、個人的にも友人であるロブ・ポリショックの仲介によって実現した。ロブは、スポーツ心理学の可能性を追求しているうちに、最初にデビッドと、次に私との接触へと導かれたのである。MLB（メジャーリーグ）の友人を通じて、ロブは私たちとマッキーとのミーティングを調整してくれた。最初に私たち4人は、金曜日の夕食を共にした。デビッドとのセッションを翌日に控えていた。デビッドは広範囲に生育歴やスポーツでの負傷歴を聴き取ることから始めた。それから5時間にわたる驚くべきブレインスポッティング・スポーツワークの治療を行なった。初回セッションは、2度の短時間の電話セッションによってフォローアップされた。その後、アラバマ州ドーサンを訪れ、マッキーと多数の彼の大学の選手とワークをしたのである。

私たちとの初回ミーティングから8ヶ月後、アラバマにマッキーを訪れたとき、彼は打撃練習のための投球をためらうことなく、気持ちよくできていた。19年にわたるパフォーマンス問題がついに終わったのだ！　マッキーは私たちに次のように打ち明けてくれた。「ただ現場に出て行って、問題なく投げられるよ。たとえ大観衆の前でもね。まるで500ポンド（約227kg）の重りが両肩の上から取り除かれたみたいだ」。

スポーツの世界に出入りする人々は、マッキーの選手生命を終える状況は、どのスポーツのどのレベルの故障中のアスリートにとっても暗黙に蔓延しているものの一部である。それどころか、コーチ、親、そしてアスリートたちは、そのことについて話すことすら、あたかも伝染するもののように怖れているのだ。マッキーの事例のように、イップスは突然に現れる。たとえば、制球力のある投手が正確さを失ったり、ゴルファーの手首がグリーン上で引きつったり、体操選手が、数年間、ミスをしたことがない技の途中で急に動けなくなったり、バスケットボール選手が、数秒間ボールを持ったままでフリースローの機会を失ったり、テニス選手が、プレークポイントでダブルフォルトをしたり、飛込競技の選手が、不思議なことに1回半のリバースをする能力を失ったりするのである。

RSPPの始まりは、アスリート、コーチ、親、ファンにとって、決して理解できないものである。アスリートは、何が本当に間違っているのかの見当がつかず、それを「直す」やり方がわからない。アスリートができる限りの努力をすると、さらに大きなフラストレーションや苦しみの深みにはまっていくのである。アスリートが元の状態に戻るようにと、コーチは知っていることのすべてを、効果がないのに、やろうとする。それに失敗すると、コーチは無力感や敗北感を感じ、そのアスリートは「精神に問題がある」と結論づけるようなこともよくある。そのうえ、チームメイトの面前での羞恥心を伴うさらなる感情的な混乱を、アスリートに強いるコーチも存在するのだ。大方の専門家の最善の努力をものともせず、RSPPは、しぶといものとなりうる。アスリートは、以前できたようなパフォーマンスができなくなり、早まって挫折したままスポーツをやめてしまうこともよくある。

同様の災難は、有名なアスリートも苦しめてきた。たとえば、投手では、スティーブ・ブラス、リック・アンキール、そしてマーク・ウォーラーズ。内野手では、チャック・ノブランチ。ゴルファーでは、デビッド・デュバルとベン・ホーガン。それぞれの有名選手の影には、同じ運命に苦しんでいる無数の無名のアスリートたちがいる。世界的に有名なプロ競技者と同様に、子どもや、高校生、大学生のアスリートたちがいるのである。

何が起きているのだろうか、そしてこれらの苦しんでいるアスリートを、元の最高の状態への復帰を助けるために何ができるのであろうか？　コーチ、チームメイト、ファン、そしてメディアは、何が「本当に」おかしいのかについての意見を勝手に述べている。そうすることによって、彼らは、「彼のメンタルは弱い」「彼女にはやる気がない」「奴は呪われている」「もっと悪くなるよ」「あいつは期待外れだ」「彼女はすぐに投げ出すね」などと言われることで、すでに存在しているおびただしい誤解をさらに拡大しているのである。

どのスポーツにも、この不可解なＲＳＰＰがある。野球では、投手に対して、「スティーブ・ブラス病」と呼ばれるものがある。１９７１年のワールドシリーズのＭＶＰを獲得後、ブラスは代名詞であったコントロールを突然失い、回復することはなかったのである。捕手に対しては、「サッサー症候群」として言及される。ゴルフや、今では他のスポーツにおいても、「イップス」というラベルを貼られる。アーチェリーや射撃では、「ターゲットパニック」と呼ばれている。ダーツ競技では、「ダータイティス」、体操競技、チアリーディング、飛び込み競技では、「ボーキング」と呼ばれる。

これまでの伝統的なスポーツ心理学者は、アスリートが意識的である部分でのメンタル強化戦略に焦点を当てることで、自分たちのＲＳＰＰとの取り組みを概して問題の表面に限定してきたのである。アスリートが、プレッシャー下でもリラックスし、ネガティブなセルフトーク（自己暗示法）を変え、目の前の仕事に焦点を当て、ピークパフォーマンスを心理的にリハーサルし、ミスを引きずらず、過剰に働く心を鎮めるために、スポーツ心理学者たちは行動主義的なテクニックを適用したのである。

すべてのこれらの表面的な戦略は、確かにメンタル強化の訓練として役立つものであるし、アスリートの技量の一部として必須な部分ではあるけれども、ＲＳＰＰのイップスを解消するという意味では、短期間の効果で終わってしまう。これらの認知療法的なテクニックがアスリートにもたらすのは、部分的であったり、一時的な救いである。なぜなら、そのようなテクニックは、**問題の症状**（パフォーマンス前の神経過敏、ネガティブな思考、気が散ることなど）にしか注目していないからである。しかしながら、問題の根本原因には触れないままであり、結果的に、パフォーマンス障害は残るか、結局、再発するのである。

私がこのことを学んだのは、体操選手と飛び込み競技選手との大変なワークを通してであった。双方のスポーツは、その難しさと身体的な危険性という理由から、本来的に高い恐怖心を感じる要因を持っている。順位を上げ、新しい技や飛び込み法を習得するためには、まずその習得過程において、繰り返し失敗することになる。失敗することは大したことではない他のスポーツと異なり、体操や飛び込み競技においては、習得中にミスを起こすことで、感情的にも身体的にも震えや痣が残り、ときには負傷する。

行き詰まった体操と飛び込み競技のアスリートたちは、自分たちの体験を次のようなフレーズを用いて私たちに引き続き話してくれた。「脳が腐っている」とか「恐怖心が心の背中にくっついている」とか「自分の体にやらせることができないよ」などである。私たちが、表面的な戦略で効果的に援助できる人たちとは異なり、これらのアスリートは、意識的な、メンタル強化のテクニックを使うことができないように見える。**アスリートたちをつかんでいる恐怖はあまりにも強いので、意識的なセルフトーク、メンタルイメージ、集中力、そしてリラクセーションなどを高めるテクニックは役立たないか、積極的に神経過敏や凍りつき状態を積極的に扱うことにおいて実際的な意味はない状況になっていたのである。**

これらの停滞しているアスリートは、外傷後ストレス障害（post-traumatic stress disorder：ＰＴＳＤ）の一変種、私たちが名づけるところのスポーツ外傷性ストレス障害（sports traumatic stress disorder：ＳＴＳＤ）

に苦しんでいるのだ。アスリートの心の深いところでの恐怖心や障害の源泉は、スポーツの内外でのトラウマや怪我の履歴に辿ることができる。

スポーツをすることで、身体的、感情的な外傷の双方に、私たちは曝《さら》される。実際、日常生活では、大小問わず頻繁にネガティブな体験をするので、私たちは脆弱になるのだ。競い合うスポーツをする際、この種の身体的、感情的なトラウマへの曝露《ばくろ》は増加する。体操、飛び込み、フットボール、アイスホッケーのようなスポーツは、他のスポーツよりさらに重度な傷害を招く可能性が高い。

身体的外傷としてよく見られるものには、中度の足首の捻挫、軽い肉離れ、衝突による息の詰まりなどがある。しかしながら、身体的外傷は、さらに重度である場合もあり、それには脳震とう、軟骨損傷、骨折や脱臼、深い裂傷、その他、手術を要する傷害のすべてなどが該当する。これらのトラウマは、フィールドの内外で起こりうるのである。

感情的なスポーツ外傷は、虐待的なコーチ、チームメイト、または親から受ける屈辱感を含む。そして、スポーツ外傷を溜め込むことが、アスリートのチームに決定的な損失をもたらしたり、重度であったり、痛かったりする身体的な傷害（たとえば、頭部へのビーンボール）に怖れを感じる原因となるのだ。他のアスリートの重度の傷害を目撃することが、トラウマの原因となることもある。

ＲＳＰＰに苦しむアスリートのスポーツ歴、生育歴を調べるとき、私たちはこのようなスポーツトラウマの蓄積を**常に**発見する。ＳＴＳＤにおいては、これらの身体的、感情的なトラウマは、アスリートの脳と身体で「冷凍保存」されているようなものである。このことには、トラウマを伴うすべてのイメージ、音、感情、身体感覚、そしてネガティブな思考が含まれる。

このことは、私たちの脳と身体による正常な体験の扱い方とは対比的である。ほとんどの日常生活の出来事は、意識からはかなり離れた脳の深いところで処理され、保存されている。それらを呼び起こそうとしても、ほとんど思い出せなかったり、まったく身体的、感情的反応がなかったりする。しかし、トラウマ記憶は、そっくりそのまま「冷凍保存」されているので、アスリートが、ポジティブな過去の体験とつながることを遮断するのである。たとえば、再び顔面に打球が直撃する確率はほんのわずかであるという事実を、頭ではわかっているソフトボールの投手であっても、**再び**直撃するかもしれないという恐怖心の高まりのせいで、この事実にアクセスすることが遮断されるのである。それで、その投手は自分の不安感を突き破ることができずに、マウンド上でリラックスや集中することができずに、スピードと正確さを伴った投球ができなくなるのである。投手の意識外に封じられている身体的、感情的なトラウマ記憶は、投球する度に誘発される。結果として、ポジティブトーク、ビジュアル化、儀式《リチュアル》、精神統一、そしてリラクセーションなどの技法を使用する試みに失敗するのだ。トラウマが原因のパフォーマンス問題に直面したアスリートに対して、これらの戦略は、まるで蝶々捕りのための虫取り網を使って、興奮している巨象を止めるような感さえある。

アスリートが度重なるトラウマに耐えると、これらの凍りついたネガティブな体験は、**無意識のレベルで**蓄積される。**過去のネガティブなパフォーマンス体験の残留物こそが、危機感覚、身体的緊張、そして自己不信など、パフォーマンスの発揮を邪魔するものを生み出すのである**。これらのトラウマの根っ子は、今日の認知的なスポーツ心理学の手法よって触れられることはない。なぜなら通常の手法は、アスリートの**心理の中でも意識的な部分**のみを働きかける対象とするからであり、**身体**と脳の深いところにある問題の根っ子を目指すことはない。

ＲＳＰＰに囚われ、苦しんでいるアスリートは、問題のある行動に近づくと、高度の不安感に苛まれる体験をする。制球問題を抱える投手、投手に返球できない捕手、平均台の上でバク転をしようとする体操選手、プレッシャー下でボールを取り損うゴールキーパー、３フィートのパットを入れられないゴルファーなど、全員が「またそれが起きたら？」という考えで頭がいっぱいなのである。アスリートは、予期不安に囚われ、繰り返しこの自己成就予言を演じ上げるのである。結果的に、アスリートは、「ヘッドライトに照らされて動けなくなった鹿」のような状態になってしまうのである。

アスリートはそのとき、知らぬ間に原始的な恐怖状態になっているが、これは哺乳類の状態とまったく違いはないのである。これらのＲＳＰＰの核心は、普遍的な、不随意的な「**闘争か逃走**」**反応**というすべての動物に内蔵されている、生き抜くためのサバイバル機能を調べることによって理解できるのだ。危険を感じることで、すべての動物は、立ち向かうか逃げ出すかのどちらかの方法によって、知覚された脅威に備える神経生理学的な変化を伴って反応する。アドレナリンは心拍数や呼吸を増加し、筋肉を硬化し、消化活動を遅くするなど、使うことのできるエネルギーのすべては生き抜くことに向けられるのである。

　この本能的な危険に対する反応は、本当の脅威に直面したときには適切なものであるが、パフォーマンスの間に出現するときには大混乱をもたらす。この生物学的なストレス反応は、高度なパフォーマンスをするためには不可欠な条件である、くつろいだり、穏やかでいたり、集中状態でいたりするアスリートの能力を劇的に混乱させるのである。私たちがあがり症《チョーキング》と呼ぶものは、実際には、その場で行動化された「闘争か逃走」反応なのである。

　私たちのサバイバル機能のもう一つ別の部分は、ＲＳＰＰを継続させることにおいてさらに責任があるということは、あまり広くは知られていない。この部分は、著書"Waking the Tiger: Healing Trauma"（1997）（邦訳『心と身体をつなぐトラウマ・セラピー』２００８年）の中で、凍りつき《フリーズ》反応としてピーター・リヴァインに

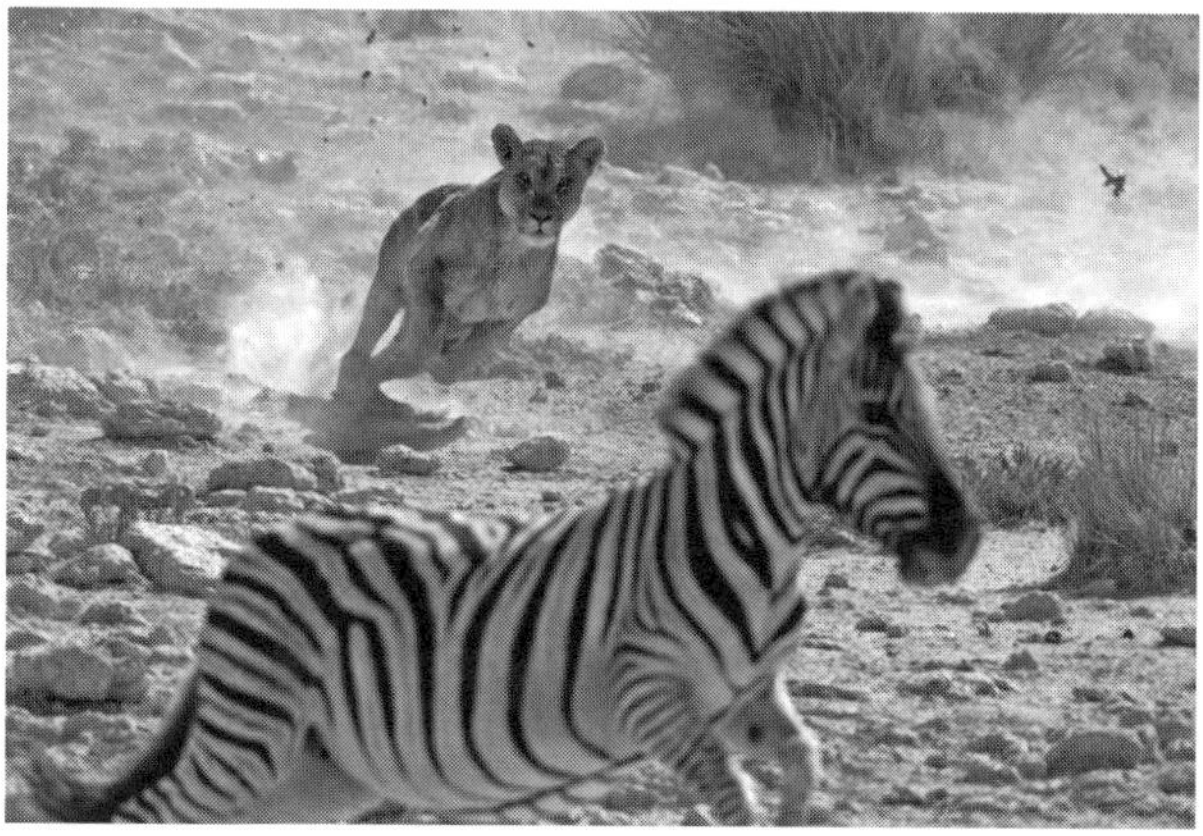

捕食者と獲物

よって描かれた。捕食者に直面したとき、獲物となる動物はただちに「闘争か逃走」本能のモードに入る。しかし、これらの生き抜くための選択ができずに捕まろうとするとき、まったく動かない、または凍りつく《フリーズ》という爬虫類が持つ本能へと陥る。この反応には２つの目的がある。まず最初に、凍りつくことは生き抜く企ての最後の砦であるということだ。なぜなら多くの捕食動物は死んでいると思われる獲物を食べないからである。次に、凍りつくことによって、動物は痛みを感じない変性意識状態に入るということだ。たとえ、むさぼり喰われたとしても、苦しまないことを保証してくれる。

もし捕食者が「死んだ」獲物への興味を失い、立ち去ってしまうと、獲物である動物は、この凍りつき状態の体内に残っている影響を文字通り**振るい落とし**、その身体への能動的なコントロール力を回復するのである。死ぬ目にあったことによる影響もなしに、それから野生に復帰し、そこでの生活を再開する。トラウマ性の体験を振り落とすことによって、生き抜くために動員された凍りつきのエネルギーを、動物は十分に解放することができるようになるのだ。

人間は、私たちの祖先である動物とは異なり、このようなトラウマ性の凍りつき状態から自然に回復することはない。私たちは反射的に凍りつき状態へと滑り込むのであるが、それを解放する能力の多くを失ってしまっているのである。この身体的、感情的な残留物によって、パニック発作、無力感、フラッシュバック、解離、回避などのようなトラウマ症状が引き起こされるのだ。これらの症状のすべては、ＲＳＰＰに苦しんでいるアスリートに明らかに見られるものである。

ＲＳＰＰはトラウマを基盤としているというデビッド・グランドの発見まで、アスリートをダメにする凍りつき反応は、不可解で解決不可能なものであった。アスリートが、命にかかわる状況に曝されることは稀ではあろう。けれども、その果敢な挑戦が、「闘争／逃走／凍りつき」反応を誘発することはよくある。

成功すれば、トラウマを抱えることは少なくなるだろう。しかし、パニック発作や心理的ブロック、そして失敗が生じると、トラウマを抱えることが多くなる。たとえば、体操選手が平均台の上で後方に行けなかったり、飛び込み選手が飛び込み台の上で凍りついたり、ゴルファーが勝負を決めるパットを外したり、満塁の投手がボールをきつく握り締めるあまり、投球できなくなったりするのだ。

従来の伝統的なスポーツ心理学が症状にフォーカスする手法であるのとは異なり、ブレインスポッティング・スポーツワークは、アスリートの脳と身体におけるRSPPの根源まで下り、滞っているパフォーマンス問題を同定し、ターゲットにする。このことは、ホリスティックで、脳と身体の関係性を中心に据えるアプローチによって成し遂げられる。それは本書の基盤となるものであり、グランド博士によって開発されたブレインスポッティング・スポーツワークを活用する（第9章と第10章）。このメソッドは、目の位置によってトラウマを探し出し、解放する処理に加えて、移動する音を使って左右の脳を活性化することを利用するものである。すべては、パフォーマンス障害を生み出している奥底のトラウマを、「一貫して処理する」ことを援助するためになされるのだ。ブレインスポッティング・スポーツワークは、何年にもわたって暗黙のうちに積み重なってきた身体的、感情的な重荷をすっきりと解放する。最高の状態に戻り、さらにそれを超えられるように、アスリートを自由にするのである。

本書は、RSPPの謎において常識を打ち破る見方を提供するものである。行き詰まったアスリート、そしてそのコーチや親に、RSPPの発生や、いかに間違った理解や対処をしているのか、解決と最高のパフォーマンスへの復帰を提供する具体的なステップなど、不可欠な情報を私たちは提供する。本書は、コーチや親が問題の一部になるのではなく、解決の一部になるように、悩んでいるアスリートを理解し交渉を持つ最高の方法について、コーチや親を教育する。付け加えると、本書は問題解決やスランプ撲滅を超えて、アスリートのパフォーマンスが、新たな高みへと拡大する援助にまで至るものなのである。

第1章では、サッサーの物語を通じて、RSPPの議論を始めていく。先に述べたように、彼の将来約束されたMLBでのキャリアは、投球に関するイップスによって、突如、断たれた。そのイップスとは、50人以上の専門家の最高の努力も効かなかった不思議な症状である。マッキーの問題は、明白にRSPPの本性と発症の起源を具体的に示しているものであり、根底にあるトラウマに由来するRSPPについて、私たちの革命的な理論へと導いてくれるものなのだ。これらの傷がその核心部へと向かうことなしに、アスリートが再び最高の姿を獲得することは不可能であることが示される。マッキーとの私たちのセッションによって、ブレインスポッティング・スポーツワークの手法が明らかとなる。この手法が、引退から11年ほど経過しても依然として持っていたマッキーのイップスを著しく癒したのである。

第2章「身体に刻まれる採点表《スコアカード》」では、どのようにスポーツでの怪我やトラウマが、無意識にアスリートの脳と身体に蓄積され、RSPPへと進展するのかを詳しく説明する。自然と完遂のプロセスを辿り、脳の奥底に蓄えられるような通常の経験とは異なり、肉体的で感情的なトラウマは、プロセス途中で止まったまま、凍りついている。数ヶ月後、もしくは数年後、オリジナルの出来事を思い出させるような状況に曝されるとき、フラッシュバック、パニック発作、回避行動、そして、その他の（不安感を生じさせ、パフォーマンスを台無しにする）混乱したトラウマ症状を、脆弱な心理状態のアスリートは体験するのだ。私たちは、この現象を、スポーツ外傷性ストレス障害（STSD）と名付けた。これまで私たちが観察してきた中には、意識消失、身体感覚の麻痺、機能不全、違和感、または離人感を含む解離と呼ばれる臨床状態に見られる、さらに極端な症状を示すアスリートたちもいるのである。

第3章「『闘争／闘争／凍りつき』反応」は、身体に組み込まれているサバイバル機能、すなわち、反復性パフォーマンス問題に関与する「闘争／闘争／凍りつき」反応の概要である。特に、獲物となる動物が獲物を狙う動物から逃げることができないときの野生で起きる凍りつき反応に注目し、概観する。同じような凍りつき状態は、パニックになったアスリートが釘付けになり、行動できないでいるときに、フィールドで見られるものだ。このような凍りつき状態となる本能の文脈におくことで、アスリートのイップスが最終的に理解することができるのである。

第4章「カルダーの物語」では、才能に恵まれた大学1年生投手が、突如、重度の制球問題を抱えるようになった話である。カルダーのイップスは、大学でのスポーツ人としてのキャリアと、プロ選手になりたいという人生の夢の喪失危機を招くものであった。彼の物語は役に立つ。なぜなら、RSPPの発達プロセスと幼少期にまで辿れるスポーツ傷害と感情的トラウマとの関係が、具体的に示されているからである。カルダーの物語がユニークであるのは、それが数年間の長期治療を伴っているからであり、またブレインスポッティング・スポーツ・ワークがアスリートの**スポーツ外**の世界での人生に与える深い衝撃を際立たせているからである。

第5章「RSPPと一人の人としてのアスリート」では、アスリートのパフォーマンスからは切り離して、アスリートを人として認識する必要性に焦点を当てる。コーチ、親、スポーツ心理学者は、アスリートの問題を「修復すること」にしばしば焦点を当て、その過程で、アスリートを独自の感性、感情、欲求を持つ人としてのアスリートを見逃してしまうのだ。私たちが示すのは、丸ごとの人としてアスリートが回復することなしに、パフォーマンス問題が回復することはないということだ。このパーソンセンタード・アプローチは、35年間、RSPPに苦しんでいる騎手の物語によって具体的に示される。

第6章「アマンダの物語」は、段違い平行棒での深刻な事故によって引き起こされた恐怖心のせいで動けなかった12歳のレベル9の体操選手の復帰を検証する。アマンダは、ブレインスポッティング・スポーツワークの力によって、回復するのを私が観察した最初の体操選手であった。彼女の物語は、トラウマに基づくパフォーマンス問題の解消において、従来のスポーツ心理学の限界を大いに明らかにしてくれる。アマンダの強度の恐怖心は、ポジティブなセルフトークや、メンタルリハーサルや、リラクセーション、そして他のメンタル強化の戦略のようなテクニックが効果のないことを示している。それらは、まず最初に、私がアマンダに試みたが、不成功に終わったものであった。

第7章「一体、誰のためのスポーツか?」では、パフォーマンスに対するアスリート、コーチ、そして親の期待感が持つ破壊的な力、そしてそれらの期待感かどのようにRSPPを発達させるかについて議論する。期待感は結果と結びついているものであり、特定のパフォーマンスに対する過剰な重視である。結果として、アスリートが標準以上のパフォーマンスをやらなければならないという内面的な危機感を生み出すのだ。アスリートは、非常事態であるという内面的な感覚としてこの危機感を体験する。「私がやる必要がある。やらなきゃ。やらねばならない。どうしよう。もしできなかったら」この内面的な切迫感によって、アスリートの筋肉は硬くなり、動作のスムーズな流れは妨げられ、自信はなくなっていき、目の前にあるタスクに集中できなくなる。期待感のプレッシャーは、一貫してアスリートの高パフォーマンスを停止させ、ＲＳＰＰを悪化させるのである。

　第8章「セルフトークとＲＳＰＰ」では、どうして伝統的なスポーツ心理学の中心技法であるポジティブなセルフトークが、反復性トラウマ問題との闘いにおいて、本質的に効果がないのかを明らかにする。私たちは、脳の思考と言語の領域が、ＲＳＰＰを抱え込んでいる脳の深くのサバイバル領域まで達し、影響を与えることがなぜできないかを示す。怖れやブロックを持ったアスリートがパフォーマンスするときには、どれほどポジティブなセルフトークや論理的な理由づけがなされても、活性化された「闘争／闘争／凍りつき」反応を乗り越えることはできないのだ。

　第9章では、ブレインスポッティング・スポーツワークにおいて使われる治療プロセスとテクニックとを段階的に概観する。私たちの常識を打ち破るスポーツ心理学のモデルの詳細を描くことによって、私たちがどのように、そしてどうして、それぞれのスポーツで先例のない成果を一貫して成し遂げてきたを明らかにする。このワークは、現在にグラウンディングしながら、過去の身体的、感情的なトラウマを探求するための驚くべき能力を持っている。脳と身体は、それら自体に働きかけるために利用されるのだ。よって、従来のスポーツ心理学で見られるような、過去について繰り返し話すという方法は、時間がかかり、非効率的であるので排除される。私たちは、ブレインスポッティング・スポーツワークについて詳しく説明する。この手法は、アスリートに試合ができないようにさせる「冷凍保存」状態のトラウマがある場所を探し出し、解放することによって直接的に脳と身体に働きかけることを目的とする最高峰のものである。同じテクニックによって、ブロックを持ったアスリートが、自分たちの想像を超える高みに登りつめるための援助法も示したい。

第10章「ＲＳＰＰに対するセルフ・ヘルプ」では、どのようにアスリートが自分自身で強力なツールを使うことができるのかを説明する。ここでは、アスリートが、不安感、自信喪失、ブロックされているパフォーマンスに関連するフラストレーションに対して、家庭でできることの概略を述べる。アスリートが、リラックスを助け、集中力を増すために、フィールド上で直接的に使うことのできるエクササイズの説明もする。これらの注意深く開発されたエクササイズは、私たちが一緒にワークしてきた無数のアスリートに対して高い成功が証明されている。一つずつ段階を踏んでいくことで、アスリートは、自分たちを縛り付けているものから自由になることができ、最高のパフォーマンスのリソースである脳と身体の深いところから、精神的に準備する方法を学ぶことができるのだ。

本書は、スポーツ心理学を一新し、またスポーツの世界に留まらずすべてのパフォーマンスワークに影響を与える真に革命的な書である。すべての反復性のパフォーマンス問題は、私たちが「スポーツ外傷性ストレス障害」と呼ぶ脳と身体に保持された肉体的、感情的トラウマから生じるのであるという衝撃的な概念が、本書によって明らかにされる。まず最初に、アスリートは自分のトラウマの発見方法を知らねばならない。それから、そのトラウマの解除方法を知らねばならない。とても多くの驚嘆すべき、素晴らしいアスリートを援助するためにこれまで使ってきたこれらの鍵を、私たちは持っているだけでなく、以下の頁で読者の皆さんとそれらをシェアしていく。皆さんが一緒に、この旅を楽しんでくだされば幸いである。

THIS IS YOUR BRAIN ON SPORTS

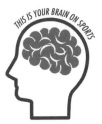

第1章

マッキー・サッサー（NYメッツ捕手）の場合

RSPP（反復性スポーツ・パフォーマンス問題）の解剖学

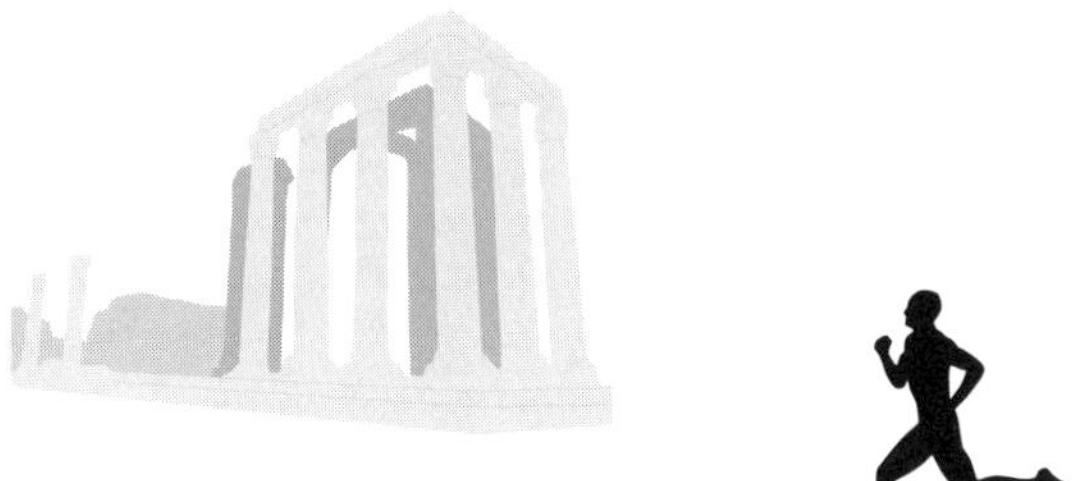

THIS IS YOUR BRAIN ON SPORTS

私（デビッド・グランド：以下ＤＧ）は、１９６２年のチーム結成以来のニューヨーク・メッツのファンである。私は、その最初の年に懐かしいポロ・グラウンズ球場でのゲームに行った。その後すぐに、建設中のシェイ・スタジアムを見学した。真新しい内野に芝生が敷設されている作業中でさえ、私はその場にいたのである。１９６９年にメッツが優勝したとき、それは私の青春の最も輝かしい瞬間の一つであったのだ。メッツが、マッキー・サッサーをピッツバーグ・パイレーツから獲得したときのことは鮮明に覚えている。年配のゲーリー・カーター捕手が負傷していて、メッツは捕手の層を厚くする必要に迫られていた事情から、サッサーが招かれた。本当にカーターの穴を埋める選手など他にいるわけがないと私は信じていたが、愛嬌のあるサッサーがその役目をやり遂げることを望んでもいた。身長約１８５cm、体重約95kgの捕手は攻撃的なバッターでもあり、その大きな体格に対して驚くほど俊敏であった。強健な肩を持っていて、二塁に早く送球できたのである。

デビューシーズンにおいて、強打者サッサーは2割8分5厘を打ち、出塁率は3割1分3厘であった。サッサーの数字は着実に改善され続け、そして、１９９０年には、3割7厘を打ち、ニューヨークを本拠地とする球団の将来を担う捕手として見られるようになったのである。ゲーリー・カーターの後継者としての時代が順調に用意されていたのであり、私は興奮した。

捕手として、そしてバッターとしてのサッサーの相当な能力にもかかわらず、捕手としてすべてがよかったわけではなかった。メッツでの初年度、マッキーは、投手に返球するといった単純にみえる動作に苦しむような場合があったのである。実際にボールを手放すまでに、２度、3度、ときには4度さえ、振りかぶる返球動作を繰り返すことがあった。ようやくボールを手放したときには、鋭い返球というよりは、その多くは緩やかなものであった。奇妙なことに、二塁へ盗塁しようとする走者を刺すことには、まったく問題がなかったのである。しばらくして、この送球前の癖を相手チームの走者は利用した。サッサーの振りかぶる動作を考慮に入れた上で、盗塁のタイミングを計るのである。

サッサーの送球問題は、私がパフォーマンスとトラウマワークの専門家になる以前に起きたものであった。当時、私も多くの人と同様に、彼の問題は個人的なものであると思っていたのである。野球ファンとして、パイレーツのスティーブ・ブラス投手が、その15年も前に、どのように制球力を完全に失ってしまったのかについて私は知っていた。サッサーの状況をとても複雑にしていることは、まず、ブルペン内で、また二塁へは、問題なく投げることができたという事実がある。ただ試合中、投手に返球できないのである。その理由は、当時、まったく理解できずにいた。そして16年後、正しくこの問題にサッサーと一緒に取り組むことになろうとは、まったく想像もしていなかった。

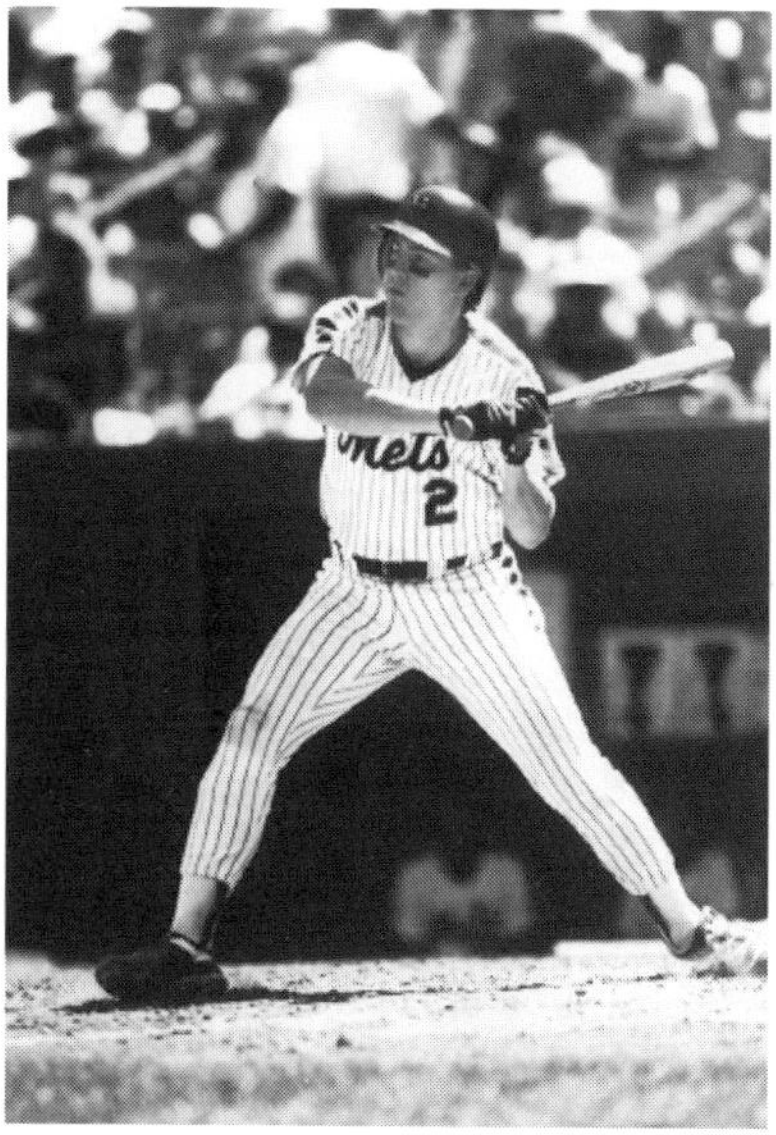
打席のマッキー・サッサー

１９９０年は、ＭＬＢにおいてサッサーが最も打った年であったが、送球の問題はさらに悪化した。ニューヨークのファンとメディアは、無慈悲な反応をした。「サッサー症候群」という言葉が、ニューヨーク中を席巻した。「サッサー、送球問題で引退か」といった見出しが、スポーツ欄のヘッドラインを飾った。無数のジョークの標的となり、試合中、彼が送球しようとすると、地元ファンがいっせいに大声を出して「ワン、ツー、スリー」とカウントをしたのである。送球の麻痺状態とそれに伴う恥ずかしさは非常に強力なものとなり、サッサーは、試合前日は、毎回、パニック発作になったのである。

その同じ年、サッサーは、ブレーブスのジム・プレスリーと本塁で強く衝突し、下敷きになった。右足首をおかしく捻り、アキレス腱の一部が断裂し、６週間の欠場となったのである。彼がチームに戻ってきたとき、もはや以前と同じ野球選手でなかった。打率は落ち、送球問題は、手からボールを放すことができないところまで悪化したのである。捕手としての出番は日増しに少なくなり、1992年11月、ついに放り出されたのである。私は彼を見送るのが本当に辛かったが、すぐにシアトル・マリナーズと契約したときにはほっとした。シアトルでの2年目のシーズン初期に、送球問題は完全に再発し、守備のラインナップから外された。1995年、パドレスとパイレーツで短期間、控え選手を務めた後、サッサーは球界を去った。故郷のアラバマに戻って、母校ウォレス・コミュニティ・カレッジで野球部のコーチとなったのである。

サッサーがメッツを去ったころ、私はトラウマ分野の心理療法家としての仕事にのめり込み始めていた。臨床家として、EMDR（眼球運動による脱感作および再処理法）やSE（ソマティック・エクスペリエンス）のような新しいツールを学び、発展させていった。そして、自分がトラウマ・サバイバーに対して、どれほど多くの癒しをもたらすことができるのかを知って、驚き、感謝したのである。これらの新しいツールと技術は、クライアントがそもそも私に告げていなかったトラウマを解消することにさえ役立った。この種のワークによって、私は以前にも増して、身体、そして感情と情動行動に果たす身体の役割に注目するようになった。**事故に遭遇したことがあったり、心理的なトラウマを抱えている人々が、その出来事の終了からずいぶん時間が経った後でさえ、どのように身体と脳の双方にトラウマを抱えているのか、**私は観察した。それは、まるでトラウマが心身双方に二重に刻印されているかのようであり、これら2つは有無をいわせず一体となっているのである。

私はこのような観察から学んだことを、スポーツをする上での自然の一部として、サッサーのように傷つきやすいアスリートに応用することの可能性を即座に認識したのである。私が考えたのは、**もしトラウマが肉体的、感情的な痕跡をアスリートに残すのであれば、この痕跡が、反復性のあるパフォーマンス問題の原因になりうるのではないか、**ということであった。ゴルファー、投手、捕手、スケート選手、そして体操選手たちがどれほど簡単に、パフォーマンスの際に混乱するのかを見れば見るほど、パフォーマンス問題における潜在的なトラウマの存在を疑うようになった。それでサッサーと送球の悩みについて、思い返すことになったのである。まだＭＬＢにいるときに、彼とワークできる技能と機会をもし私が持っていたとすれば、何が起きていたであろうかと思いを馳せたのである。

苦難の時期を通して、サッサーは自分の問題を是が非でも解決したかったのだが、そうできる望みはまったくなかった。どうして、ためらうことなく、プレッシャーを感じることなく投手への返球ができないのかについて、彼は手がかりを持っていなかった。**秀でているスポーツにおいて、プレーのどのレベルもＭＶＰであるのに、突如、最も簡単な技量を発揮できなくなることがどうして起きたのだろうか？**　解決方法を見つけ出そうという絶望的な試みの途上で、ほとんど数えきれないほど多くの心理学者や専門家に診てもらった。ついには催眠術師のところにさえ行ったのだが、助けとなるものは何もなく、問題は悪化する一方であった。

私たちがマッキー・サッサーと初めて会ったのは、２００６年夏であった。野球人としてのキャリアが終わってから11年が経っていた。しかし、彼はいまだに答えを求めていた。一日たりとも、送球時に何が起きていたのかと人から尋ねられない日はなかったと、彼は不満を述べた。私たちの初回の会合で、コーチとして打撃練習で投げる際には、いまだに苦しむときがあることを認めた。いまだにためらいなくボールを手放すことに問題を抱えていたのである。事実、試合から離れているのもかかわらず、ＭＬＢでコーチをすることは依然として彼の夢であったが、その実現の障壁に現在もなっているのがそのパフォーマンス問題であった。「大リーグでも、かなりいいブルペンコーチになれるんだが、打撃練習で投げないといけないだろう。それを避けることはできないし、また恥をかきたくないしね」。

私たちが、生い立ちや子ども時代のことについて、彼に話すように頼んだとき、私たちが見つけようとしていたのは、長年にわたって無意識に築かれてきたであろうもので、ついには送球問題を起こすまでに積み重なった感情的な外傷《トラウマ》と肉体的な外傷《トラウマ》の双方であった。**個人史や怪我の履歴によって、ほとんどの「専門家」が、異常に見える投球障害について完全に見落としていたことが明らかになったのである。**

ＲＳＰＰ（反復性スポーツ・パフォーマンス問題）は、突然やってきたわけではなかった。それは、感染していたチームメイトから「移った」ようなものではなく、「脳の障害」ともまったく関係がなかった。**アスリートの脳と身体の内部に、アスリート人生を送る過程で、肉体的、感情的な傷が徐々に積み重なったことの副産物なのである、以上。**パフォーマンス問題が、アスリートやコーチや一般の人にも明らかにわかるようになるときまでに、すべてとはいわないまでも、ほとんどの初期のトラウマは長い間忘れられていたか、まったく重要ではないとして完全に切り捨てられていたのである。しかし、アスリートの身体は忘れておらず、事実、無意識のレベルでこれらの傷や関連する感情の詳細な情報が細かく記録され続けていたのであった。

身体という採点表に記録された肉体的、感情的な作用は、アスリートの生まれながらの才能、無数のトレーニング時間、そして様々な経験に対して、最終的には干渉するものとなる。プレーのどのレベルもＭＶＰであるアスリートが、最も基本的な技量を発揮できなくなることがどうして起きるのだろうか？　**アスリートの心と身体は、常にその答えを抱え込んでいるのだ。**

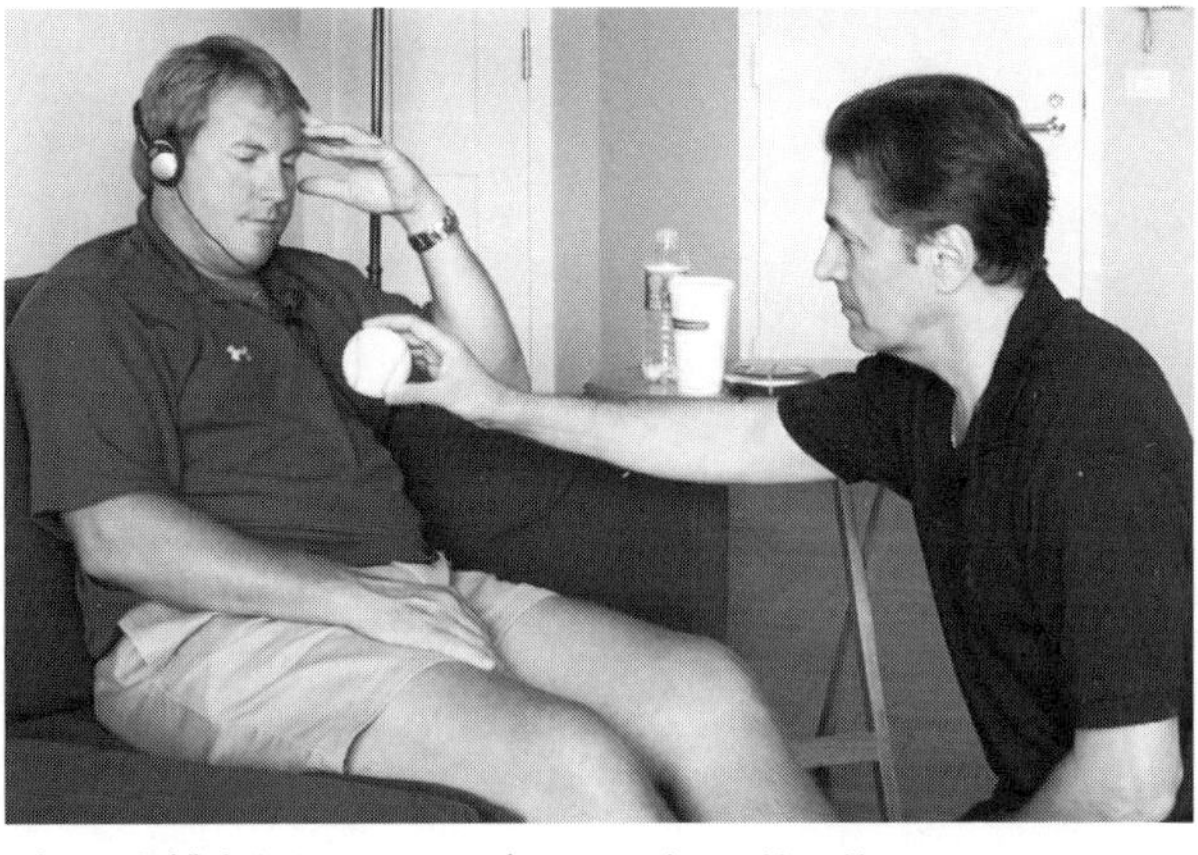

グランド博士とセッション中のマッキー・サッサー

サッサーの物語は、どうしてこれまでの伝統的なスポーツ心理学が、反復性スポーツ・パフォーマンス問題に苦しむアスリートに対して、うまく説明できず、また治療効果がないのかを明らかにするものである。アスリートの送球問題とその根底にある傷害の歴史を、私たちのパラダイムのレンズを使ってより注意深く見るとき、サッサー症候群、スティーブ・ブラス病、そしてどのスポーツにおいても共通する同様の説明できないパフォーマンス問題などの謎が解け始めるのである。私（ＤＧ）は、９ヶ月にわたるコースで、４度のセッションを持った。初回面接は、ニューヨーク・マンハッタンにおいておよそ5時間続けた。最後のセッションは、アラバマのドーサンで90分続けた。その間、30分の電話によるコンサルテーションを2度、行なった。

マッキーは、高校・大学・プロの時代を通して、多くの重度の傷害に苦しんだ。そしてこれらの傷害は、パフォーマンス障害を静かに形成した。さらに、幼少期にいくつかの、スポーツとは関係のない深いトラウマを抱えており、**これらのすべてが**、後のイップス出現の原因となったのである。彼が野球人生において出会ってきた50人以上の専門家のうち、誰ひとりとして、ネガティブな過去の体験や、それらと当時起きていた送球問題との関係の可能性を探ることとは、一度もなかったということは注目に価する。

マッキーは、私とのセッションで幼少期を思い出し、ただちに2つの出来事を話してくれた。一つ目は、父親が行動がかなり制限される重度のリウマチの症状を患っていて、痛みで不自由な身体のままであったということである。3歳で初めてキャッチボールを始めたとき、父親が彼にボールを上手投げすることは不可能であった。代わりに、父親は幼い我が子に、ポンと下手投げをしたのである。アルコール摂取による自己流の治療で、父親は消えることのない痛みとつき合っていた（「静かなアルコール中毒患者」といえる）。そしてその帰結として、若年でありながら、家族の面倒を見る役割をしていたのである。

シェアをしてくれた2つ目の個人史上の出来事は、7歳のとき、5歳の弟が通りに走り出て、車とぶつかったのを目撃したことであった。車は弟の胸に当たり、30ｍほど飛ばされたのである。弟は「即死状態」であったが、救急隊員が何とか蘇生してくれた。マッキーによると、弟はそれ以後、身体的にも感情的にもかつての弟ではなくなっていた。そのとき彼はたった7歳であったが、弟を気をつけて見るという責任を果たせなかった罪悪感に苛まれたのである。

心と身体において恐怖と無力感に凍りつきながら、7歳の少年がこのような恐ろしい光景が繰り広げられることを目撃して、どのようなことを感じてしまったのかを思うと、私（DG）は胸が打たれた。ショックを受けた両親が事故現場に到着し、苦しむのを見たとき、マッキーの無力感はさらに強化されたに違いない。彼が個人史の他の出来事の詳細を思い出すとき、この無力感というテーマは、球場の内外を問わず何度も繰り返して現れ続けたように思えた。14歳のとき、父親の親友で、ビジネスパートナーでもある人物が、マッキーがお店から去ってまもなく、そこで強盗にあって殺された。明らかに殺人者（マッキーの顔なじみである）は、彼が去るのを待っていたのである。この悲劇的な出来事は、父親の生きる意欲を感情的に奪い去ったようであり、その後、人生を諦めてしまった。父親に降りかかった出来事と衝撃の双方に対する責任を、マッキーは再び重く感じ取っていたのだ。

10歳のとき、4.5mの高さの木から落ち、錆びついた55ガロン（208ℓ）大のドラム缶の端に着地した。深い傷の縫合のため、顎と足を縫った。34年後になっても、まだ痛みでビクッとしては、その出来事を思い出すことがある。12歳のとき、ベーカー囊胞を左膝から外科的に摘出した。17歳のとき、二塁ベースにスライディングした際に、同じ膝の靭帯を断裂し、さらに外科手術が必要となった。膝は捕手にとって非常に重要な機能箇所であり、しゃがんだり、投げたりする行為の要である。手術が必要な膝の怪我は、アスリートをより大きなトラウマに曝《さら》すのである。たとえ必要であり、助けとなる手術であっても、身体は手術によって、**常に**トラウマを受傷するものである。スポーツ傷害や感情的トラウマと共に、手術は身体の採点表に強烈にその詳細が刻み込まれ、後のパフォーマンスにエネルギーを無意識的に供給する身体の貯蔵庫の一部となるのである。

高校では、クォーターバックを務め、ボールを手放そうとしているときにタックルされることがよくあった。18歳のとき、年長でより体格の大きな選手たちを敵に回し、セミプロリーグでクォーターバックを務めた。バックペダル（後ろ向きに走る動作）でのプレー中、肋骨部分は死角であった。パッドで守られていないところに厳しいタックルを受け、数週間、痛みが残った。その痛みは消えたが、彼の身体は決して忘れなかった。野球ボールとアメフットのボールを投げる身体メカニズムは、基本的に同じであることに注目すると興味深い。右利きの人物が身体を横に回転させ、標的の方向に左腕を向ける。それから後方に揺れ動いて、腕を振りかぶりながら右足に重心を移動させる。ボールを手放し、投げ下ろしながら重心は前方に移動する。これは右利きのクォーターバックの左脇腹を、突進してくるディフェンスからの攻撃に曝すことになる。

マッキーの身体と心は、この死角の詳細を、特にタックルされる瞬間の身体動作をしっかりと覚えていた。パスをしたり、野球ボールを投手に投げ返したりする際にこのような姿勢に戻ると、いつでも無意識に脳と身体に蓄えられているマッキーのトラウマの詳細が、意識に登るように活性化された。身体が覚えていたので、投げ返そうと後ろのめりになると、彼は恐怖と身体の硬直を感じた。この恐怖と肉体的な緊張が、すばやく、正確で、スムーズな投球動作の邪魔していたのだ。

１９８４年、マッキーはサンフランシスコ・ジャイアンツにドラフトで入団した。その年、スライディングの際に再び膝を痛め、外科手術によるすり減った軟骨の修復が必要となった。彼のキャリアを通して、骨片を繰り返し洗浄するために、同じ膝の手術が何度もなされた。

１９８５年、テキサスリーグ（２Ａ）の試合で、マッキーはケビン・キーンによって本塁でぶつかられた。衝突の際に、頭がキーンの膝に当たった。彼は、むち打ちと脳震とうと思われる症状に苦しんだ。右側の身体と首があまりにも痛むので、数日試合に出ることができなかったほどであった。

これらすべての怪我と外傷《トラウマ》は、独特な送球問題があきらかになる以前に起きたものであるが、すべてが無意識に影響を与えていたのだ。長年にわたる無数の反復を通じて、筋肉の記憶が発展するのとまったく同じように、**怪我の集積もまた記録される。**元々の怪我にかかわる動作に近い動作をすることで、不安と筋肉の緊張が呼び起こされるのだ。

マッキーの送球のイップスの徴候は、１９８７年のカルガリーでシーズン初期に起きた。それは寒い夜であった。きついファウルチップを、プロテクターで守られていない隙間に受けたのである。右肩を通じて、痛みがほとばしり、投げるほうの腕にまで巡ってきた。しかし、彼は判断を誤って、肩が次第に動かなくなるまで試合に出ていたのである。痛みで送球動作の前段階として、ボールを振りかぶろうしたが後方に腕を引くことができなかった。それで、翼が折れた鳥のように、身体の近くに腕をくっつけ続けることになったのだ。彼が投手にボールを戻すことのできる残された方法は、指先でボールをはじき出すことであった。2、3回の試合でこれを続けたが、やっと肩がよくなったと感じたときには、通常の送球動作は2度とできなくなっていたのである。

　サンフランシスコに戻ってからマッキーはもがき続けた。すぐに、投球障害に対して色眼鏡で見るコーチに直面した。そのコーチはマッキーに、そしてチームメイト全員に聞こえるように「送球をためらうごとに、毎回20ドルの罰金だ」と言ったのである。コーチは、「愛の鞭」が効果的であると考えたのだろうが、その問題にマッキーの注意を引くことは、問題を強化するだけであった。このように自意識を増した結果は、予想通りであった。つまり、送球問題は悪化したのである。

　コーチとのマッキーの体験は、ＲＳＰＰと格闘するアスリートにとって共通する力学的構造に光を当てることになった。**パフォーマンス問題は循環的である。すなわち、トラウマによって症状が生じ、それらの症状が最終的にアスリートへのさらなるトラウマの原因となるのである。コーチ、親、ファンから受ける当惑と恥の感覚は、常にアスリートに対して、トラウマ的な効果をもたらす。**アスリートが耐える虐待、無神経さ、羞恥心によって、パフォーマンスの発揮はさらに難しいものとなり、手に負えないものとなる。生じた不安感によって、さらに筋肉は堅くなり、アスリートは気が散り、パフォーマンスの障害は継続し、悪化する。

　１９８７年後半、パイレーツにトレードされた後、左膝の問題が再び現れた。球団トレーナーは左膝の外側の膨らみが、また別のベーカー嚢胞であると考え、外に排出させようと繰り返し針を刺した。しかし、その膨らみは肉離れであって、後日、別の手術が必要になった。

　１９９０年は、マッキーにとって素晴らしい年であったが、それはアトランタのジム・プレスリーと本塁で衝突してアキレス腱を切断する前までであった。6週間戦列を離れることになった。衝突は身体の左側にもダメージを与えたので、投球時に後ろに反ることができなかった。それで戦列に復帰したとき、送球問題がいっそう目立つことになったのである。送球しようと考えると「不安の霧」に足元をすくわれる、と彼は表現した。しばしば、彼はボールを手から離すことができなかった。同年、父親は癌で亡くなった。

1994年にはシアトルにトレードされた。春季キャンプの2回目の試合のとき、ケビン・ライアンが本塁上で強くぶつかって、マッキーの左肩甲骨が折れた。トレーナーは、肩の位置がずれていると考え、肩を本来あるべき位置にはめ込もうと試みたのであった。もちろん、この誤診断と間違った方向の治療は、さらなるトラウマの原因となったのである。マッキーによると、この傷害が彼を球界から葬るものとなった。つまり、1年以内に彼はMLBから永久に離れることとなったのである。

マッキーの奇妙な投球問題、そしてそれと個人史や怪我の履歴とのつながりは、RSPPの謎に関わるもう一つの決定的に重要な概念を指摘している。すなわち、RSPPは、**常にアスリートの個人史と複雑に絡み合っているということだ**。これまでのスポーツ心理学は、アスリートに近視眼的な視点を持つ傾向がある。パフォーマンス問題の解消に過度に焦点を当てることは、アスリートのユニークな個性を無視することに導く。アスリートの人生と人格に重大な影響を与える幼少期の体験が、現在のパフォーマンス問題に関係するとは思われていないのである。マッキーを診た50人の専門家は、アスリートとしてのキャリアを形成してきた彼の人生や無数の身体的傷害について、どうして一度も尋ねなかったのだろうか？　**私たちが信じるのは、アスリートのパフォーマンス問題を、そのアスリートがユニークな人間としてどのような人物であるのかということと、決して分離すべきではないということである**。それには、もちろん、個人のトラウマの履歴も含まれるのである。

PTSDにおいて、人はトラウマ体験を再び生き続けるか、**関連づけ**続けるのである。現在の光景、音、またはそれらの相互作用が、古い記憶の引き金を引く。そのときその個人は、あたかもトラウマを、その瞬間に、再び生きているか**のように**反応する。その人は、元々の体験においてそうだったのと同様の感情、同様の身体感覚、さらに同様の思考さえ、感じるかもしれないのである。

スポーツ外傷性ストレス障害は、PTSDの症状より曖昧な形態である。最もよくあるのは、悩めるアスリートが、自分のパフォーマンスの低さと過去のトラウマ体験との間の**つながりには無自覚である**が、不安感、身体の緊張、そしてネガティブな思考がパフォーマンス問題に内在していることについては正確に気づいている状態である。試合中に投げようとするといつでも、不安感、恐怖、ネガティブ思考が洪水のようにマッキーに押し寄せたが、自分のパニックや障害を焚きつけていた様々な過去の経験について、彼は完全に無自覚だったのである。

マッキーの履歴からの情報によって、私たちは、長期間にわたる投球のイップスの謎を明らかにすることに導かれた。詳細については第9章で議論するが、私たちのモデルは、アスリートの脳と身体に保持されている積年の凍りついたトラウマをターゲットにする。凍りついた積年のトラウマの場所を探し、焦点を当て、そして解放することを助ける神経生理学的テクニック（私が開発したもの）を組み合わせて使用する。主要なアプローチは、「ブレインスポッティング」(Brainspotting)と呼ばれるもので、脳に保持されているトラウマの場所と結びつく目の位置を見つけることで働くものである。この目の位置にあるポインターを凝視し続けることによって、脳と身体はトラウマをプロセスし、解放するのである。それはときには驚くほどのスピードである。ブレインスポッティングは、自然の音やヒーリング・ミュージックが左右の耳を行ったり来たりして変わるバイオラテラルCDによる両側脳刺激で、**さらにいっそう**効果的なものとなる。

ブレインスポッティングは、凍りついたトラウマ体験を過去から解凍するので、現在においてはそれらを完全に吹っ切ることができるのだ。古いトラウマは、脳と身体とのつながりを失い、恐怖心とブロックにおいて自らを表現する力を失うのである。結果として、アスリートの不安感は消散し、「自分自身が持っているはずの」実力が発揮できるほどまで解放されたと感じるのである。

以下は、初回の長時間の面接中に、マッキーとの私のワークがどのように行なわれたかについてである。彼の幼少期の2つのトラウマ的な体験に目標を定めるところから私たちは始めた。一つは、弟が車にはねられたのを目撃したこと。もう一つは、錆びたドラム缶の上に木から落ちたことである。私たちの目的は、アスリートが事件を意識化してもまったく反応がない状態になるまでもっていくことである。

最初の2つのトラウマが終了する地点まで、ブレインスポッティングを行なった後、私たちはマッキーの子ども時代の父親を衰弱させる関節リュウマチに関わる悲しみに焦点を当てた。彼は、父が上手投げでボールをはじき飛ばすことすらできないイメージを、未だ鮮明に呼び起こすことができた。「投げることのできない親父について話しているが、同じ問題を持っている私がここにいる」という最初の思いが、彼を雷のように打った。このトラウマが癒されたとき、マッキーの長いスポーツによる怪我のリストを、システマティックに私たちは当たり始めた。ドミノ倒しのように癒しが次々と起きていくことに、私たち2人は驚いた。昔の感情や身体的な感覚がランダムに再現するにしたがって、問題の処理は時系列的に行ったり来たりした。突如、シアトルで体験した深い記憶が蘇った。それはベースボールから永久に離れる以前で、投げるたびに3、4回のためらわないとボールを手放せなかったときのことだ。マッキーは屈辱と自虐を再体験した。「キャッチャーをさせないでくれ。失敗や恥ずかしい思いをしたくない」と考えていたことを、彼は思い出したのである。

そのすべてを処理し通した後、マッキーは、「ひどいイメージ」を見た。そのイメージとは、ボールをパスしようと踏み込むときに死角となっていることであったり、本塁上での無数の衝突であったり、走者に打ちのめされ、ひっくり返されていることであったり、様々な身体部位できりなくファウルチップを受け止めることであったり、そして生涯を通じての数えきれない手術であったりした。私たちがこれらの体験の一つ一つを十分に処理したとき、マッキーは、どんなにこれらすべての出来事が投球のイップスに蓄積されてきたのかについて深く理解し始めたのである。

さらにより的を絞ったワークが必要だったときには、私はマッキーが特定のトラウマを極度にゆっくりとした動きで、その動作を身体的に再現することによってさらに活性化させるように励ました。痛みの急激な高まりを報告するとき、私は彼を止め、そのとき彼がとっていた姿勢を保持させた。このテクニックは、体内に残っている身体感覚や感情を呼び起こすのに役立った。十分な解放のため、マッキーに対してこのテクニックの新しい応用も「発明」した。1987年のカルガリーで体験した怪我を呼び起こすように、私は彼を誘導した。1987年とは、彼が胸部のプロテクターの継ぎ目でファウルチップを受け止めたときであり、投球のイップスが出現する引き金となったのである。3m離れたところでボールを持ち、私はそのボールを極度にゆっくりと衝撃を受けた箇所へと動かしていった。私がボールを肩へとずっと近づけていくと、彼の痛みはなくなった。すべての痛みが消散するまで、私はその場所に（たとえば、1.5m離して）ボールを保持した。それから次の終了地点まで（たとえば、90㎝離して）、ボールをさらに近くに動かした。すべての私たちが行なった焦点を当てるワークの後に、どれほどのトラウマが残るのかが興味深かったので、マッキーがますます近くまでボールが移動することを心地よく観察できるまで、この手順を継続したのである。

最終的には、**まったくマッキーを活性化させることなしに**、ボールで衝撃を受けたポイントに直接触れることができたのであった。

私たちは、怪我の履歴を話すプロセスに上がってこなかったトラウマを探し、解放するために「マイクロムーヴメント」（微細な動き）も使用した。たとえば、マッキーのような投球のブロックに対して、完全な動作をきわめてゆっくりと、アスリートに再現してもらったのである。アスリートがそれを行なうときに、私たちは、スムーズな動作や実行の邪魔をする身体的、感情的な緊張（痙攣《けいれん》、びくつき、ひきつり）の微小な解放を探した。また、アスリートに、痛みを活性化する姿勢を示すように頼んだ。それからアスリートに、身体的に姿勢を保持して湧き上がってくるものがあればそれを観察するようにと指導した。これらの微小な異変によって、どこに隠れたトラウマが存在しているのかを暴いたのである。結果として、私たちのマイクロムーヴメントはトラウマを見つけ出し、解放したのである。

私たちがこの初回の延長セッションを終えたとき、マッキーは消耗感とリラックス感の双方を感じると報告した。その後、ただちに投げる機会はほとんどないが、日常生活の方はかなり落ち着いて送れていると感じる、との報告があった。次の8ヶ月の過程で、私は2回の30分のフォローアップのための電話セッションを行なった。そして彼はさらにリラックスし、自分自身に心地よく感じることを報告した。**この安心感は、打撃練習のために投げる能力を改善することにもつながった。投げて、スムーズかつ正確にボールを手放す際に、もはやどのような不安感も緊張も体験することはなかったのである。**

初回の面会から9ヶ月後に、私は再び直接会うためにアラバマのドーサンまで下った。**その前日、羞恥心や不安感を感じることもなく、一時間の打撃練習で投げていたのである。マッキーの投球のイップスは完全に消え去った。**彼が言うには、「すべては、僕たちが初めて会ったときから上向いてきている。自分自身に関する多くのことを見つけ出し、ある意味それと対決した。今は、より落ち着いていて、よりリラックスしていると感じるよ。打撃練習もいい感じだ。ボールをうまく投げられているし、まったく何の問題もない。以前、多くの観衆に囲まれていたときには怖れを感じていた箇所に、ボールをつかんでちゃんと投げることができる。今はそんなに恐怖は感じない。**投球に関しては、自分でも実際に思ってもいなかったレベルまで到達したんだ。ひたすら気分がいいね。それではボールをどこに投げようかと、自分で考えることができるんだよ**」。

第2章では、より詳しく、どのように怪我やトラウマが脳と身体に無意識的に蓄積され、のちにＲＳＰＰとして発祥するのかについて述べる。自然に完遂まで処理されれ、脳の奥深い場所に蓄えられる通常の体験とは異なり、身体的、感情的なトラウマは未処理のまま残る。そして、治療されないまま放置され、アスリートに不安、身体の緊張、さらにＲＳＰＰに顕著な集中力の欠損を焚きつける燃料源が、これらの「冷凍保存」された残存物なのである。

THIS IS YOUR BRAIN ON SPORTS

第2章

身体に刻まれる採点表《スコアカード》

スポーツ傷害と、RSPP（反復性スポーツ・パフォーマンス問題）の原因

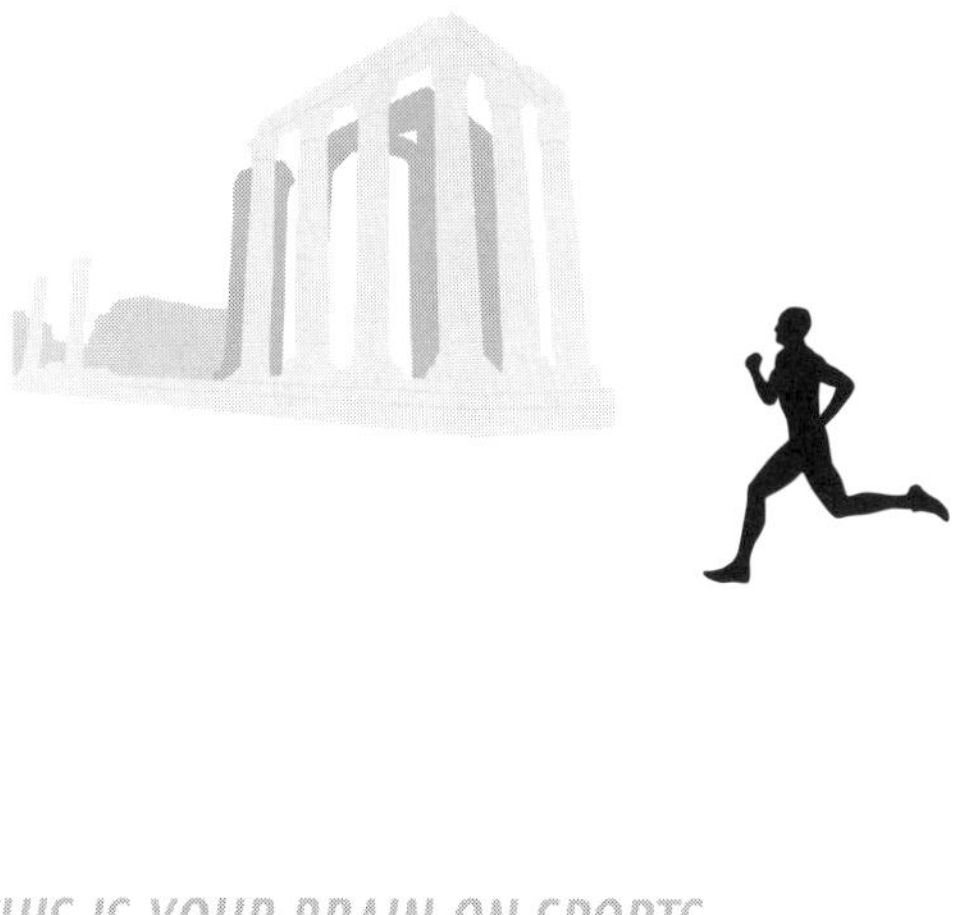

THIS IS YOUR BRAIN ON SPORTS

コリン・バーンズは、熟練したディビジョン1（訳注：NCAA：全米大学体育協会の1部リーグ）のゴールキーパーであった。大学3年生のときに、過剰な試合前の心配性のために自信を失くしてしまい、私（AG）に紹介されたのである。試合の前、彼の頭の中は失敗するという怖れでいっぱいになった。自分は「まったくのポンコツ」だというような感覚が離れないのである。試合の間、ゴールで起きるあらゆるミスの可能性について繰り返し思い煩い、その不安で身動きがとれなくなっていたのである。彼は自分のいる側のフィールドにボールが飛び込んで来ないことを願っていたが、これは明らかに、パフォーマンスの発揮によくない影響を与える**マインドセット（思考様式）**である。敵の攻撃に直面すると、彼は自信なげで、判断力に欠け、効果的な対応もできなかった。彼の標準以下のプレーは、彼の高レベルのスキルや幅広い経験やトレーニングを滅多に反映しなかったのである。ゴールポスト間での守備の安定感の欠如が理由で、コリンは自分より才能の劣る**新入生**に先発メンバーの座をとられ、さらなる屈辱に苦しんだ。

最も困惑させることは、彼に直接的に、とりわけ顔面めがけてシュートされるボールに対応することが、きわめて不快であるとのコリンの訴えであった。ボールを捕捉するために、広く左右に飛び込むことはまったく問題はなかった。シュートが高くっても、足の低さであっても問題はなかった。しかし、シュートが彼の頭をめがけてコースを変えると、パニックとなり、凍りつき、ボールの処理をミスするのである。

コリンはより高いレベルでサッカーすることを夢見ていた。しかし、彼の心配症、稚拙なプレー、そして降格によって、この目標を達する望みは難しいものであった。コーチやチームメイトからの信頼を失っているにもかかわらず、どういうわけか自分自身を諦めることはなかった。そして時折、立ち直って、怖れを感じることもなく素晴らしいプレーをした。自分の怖れは克服できるし、潜在能力に応えることができるという信念をどういうわけか維持していたのである。

コリンとマッキーのケースは、他の私たちの物語と同様に、本書で示される革命的なパラダイムシフトを具体的に示している。すなわち、すべての重要なパフォーマンス問題の根っこは、アスリートのスポーツトラウマの履歴、特にスポーツ傷害にある。それは身体的、感情的に同時に起きる外傷である。しばしば、スポーツ関連に多いこれらの身体的な外傷は、学童期や思春期に悩まされ、年月をかけて無意識的に蓄積されるのだ。ときには、これらの傷害は、パフォーマンス問題に直接的に関連することもありうる。２、３ヶ月から1年経ってから顕現するが、ネガティブな体験は、パフォーマンス問題が現れる以前に何年も経験されているだろうから、通常、そのつながりはわからないのである。

「**トラウマ**」**（外傷）**という言葉を本書で用いるに際し、暴行、幼児虐待、重大な自動車事故、戦争、自然災害のような生命を脅かす出来事という狭い定義で、私たちは使用してはいない。もちろん、このような出来事が、アスリートのパフォーマンス問題の根底にあって、影響を与えることもある。私たちが用いる「スポーツトラウマ」という用語、もしくはネガティブな体験とは、アスリートがヒヤリとする程度の害のないもので、身体的な傷害もないかもしれない。しかし、捻挫、脳震とう、靭帯断裂、骨折、ひどい打撲、切り傷、衝突、または他のアスリートの負傷の目撃でさえ、スポーツトラウマの出来事にもなりうるのである。どのような体験であれ、そのトラウマの本質は、個別のアスリートがその体験に割り当てる意味によって定められるということを、私たちは繰り返し観察した。

しばしば、このようなネガティブな体験は、強い感情的な負荷を抱え込むものであり、そのような負荷はアスリートの葛藤を増加させる。場合によっては、困惑や屈辱に曝《さら》されるに至ることもある。**アスリートの脳と身体における身体的、感情的なトラウマの無意識的な蓄積は、すべての重大なパフォーマンス問題の根本的な原因なのである。**意識的に体験される不安感、自信喪失、ためらい、そして身体の緊張といったものは、無意識的に蓄積された、混乱した、ネガティブな諸体験の単なる症状なのである。

大多数のゴールキーパーと同様、コリンのトラウマの履歴は広範囲にわたり、無数の身体的、感情的なトラウマ性のネガティブな出来事を含んでいた。たとえば、痩せ型で１６８㎝、66㎏の高校1年生だったとき、１８８㎝、98㎏の3年生の先発ゴールキーパーが頭に蹴りを受け、意識を失って倒れるのを彼は目撃した。頭部の損傷が非常に重かったため、その先発メンバーは1週間のあいだICU（集中治療室）に入っていた。そして、そのシーズンの半分を棒に振ったのである。病院にお見舞いに行った際、この大きく強い上級生の傷害の程度を見て、震え上がったのであった。1週間後、コリンの初試合であったが、同じ運命が自分を待っているのではと、ぞっとしたのである。ゴールから出た最初のプレーで、コリンは頭に肘を食らい、脳震とうを起こしたが、それは彼のキャリアにおいて多く経験する最初のものだった。大学2年生のときには、シュートを止めようとした間に蹴られた後、右手のいくつかの骨を骨折した。大学3年時には、また別の衝突で、足の指を何本か骨折した。大学が始まる前の夏に、サッカークラブでの試合中に、サッカー人生で最も大きな怪我をしたのである。コリンはネット内から出て、ボールに飛びかかったが、ちょうどそのとき、ディフェンダーがボールをゴール内に入れようと蹴ろうとした。コリンの顔面に膝が当たり、鼻の骨と右目まわりの眼窩骨を骨折した。顔面の再建形成手術が必要となり、医者からは、永久的な脳へのダメージを抱えていくことになるだろうと言われた。

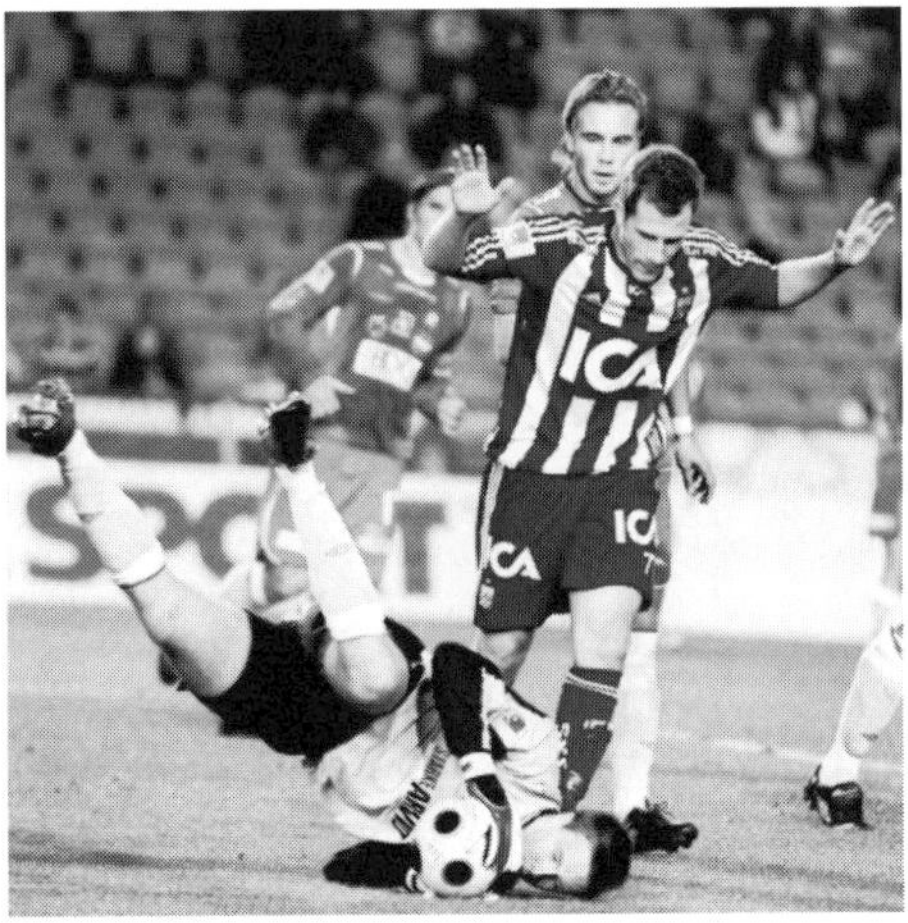

セーブをしたコリン・バーンズ

コリンは、初期のサッカー人生を通して、何人かのコーチから重度の感情的な虐待を受けていた。それで自信を失っていった。高校のコーチからは目の敵にされていたが、そのコーチのことを、選手にゲームを「指導する」ために長々とした説教でどやしつける、怒りっぽく虐待的な人物として彼は描写した。そのコーチには、「選抜」のアスリートが何人かいて、チームメイトやファンの面前で恥をかかせるための、お気に入りのターゲットの1人がコリンだった。前のディフェンダーが突破され、セーブする機会がなかった場合であっても、許してしまったすべてのゴールの責めを負わされたのである。高校1年生のとき、痛い敗戦の後にクラブのコーチが、コリンを「州内で最悪のゴールキーパーだ！」として、人前でこっぴどく叱りつけたのである。この種の繰り返されるコーチによる虐待に感情的に曝されることで、ミスを起こすことを怖れるようになったことは理解できる。

サッカーの怪我に加えて、コリンは、もっと早い時期にパフォーマンス障害に一役買った怪我を経験していた。7歳のとき、自転車での競争中に前輪が突如ロックされ、ハンドルバーを飛び越えて投げ出され、顔面からコンクリートの地面に突っ込んだのである。この記憶はあまりにも鮮明なので、14年経っても、いまだにセメントの味と歯の痛みを覚えていた。

この種の身体的、感情的な外傷は、どのように現在のパフォーマンス問題の土台を形成するのであろうか？アスリートの現在の不安、硬い筋肉、低い自信、パフォーマンス時の不安定さと結びついているものに何があるのであろうか？

アスリートが身体的な外傷を抱えるとき、身体面と感情面の結合体は、このネガティブな経験に固着する。身体的な構成要素は、通常、感情的なそれよりより明らかであり、以下のような痛みの原因を含む。すなわち、捻挫、打撲傷、筋肉の引きつり、腱や靭帯の断裂、脱臼や骨折、脳震とう、そして、慢性疲労症候群、伝染性単核球症、その他の感染症のように長期化や重度の病気による身体的な後遺症による痛みを含むのである。

これらの怪我や病気の医学的治療が原因となって、さらなる身体的、感情的なトラウマを体験することも、アスリートにとってよくあることである。たとえば、手術に伴う痛みや感情的不快感、縫合措置、骨の固定、予期せぬ副作用を伴う服薬、苦痛なリハビリの忍耐、治癒に対する予期せぬ合併症などである。

身体的なトラウマの感情の部分として、怪我に対する当惑、パニック症状、救いのない怒り、うつ、そして極度の喪失感を含むことがあり、これには、身体的ダメージの範囲と結果についてアスリートが不確かな場合、怪我のせいでトレーニングや居残り練習に参加できなくなることの極度のフラストレーションが含まれ、また医療的介入以前の負傷直後のトラウマも含まれる。コーチ、トレーナー、医者が、アスリートのところにやってくるまでは、アスリートは、現場での痛み、怪我の身体的な見てくれ、そしてたった今起きたことや実際にどれだけひどいのかといった単なる思い込みの中に取り残されるのである。忘れないでいただきたいのは、**ある出来事がどのようなトラウマの性質を持つのかは、常に個人がその出来事に賦与する意味によって決定されるということである。**

医療的な介入がなされるまでの間に（束の間から、2、3日まで）、アスリートのひどい思い込みによって、さらに感情的な大混乱がもたらされるのであるが、将来のパフォーマンス障害をまねく、さらなる燃料の供給ともなるのである。たとえば、とてもいやな落ち方をして、一時的に動けないスキーヤーは、救助を待っている間、自分は一生、全身麻痺であると思い始めるかもしれない。数分後、この考えが間違いであったと明らかになっても、アスリートの心身に対する感情的、身体的な衝撃は消えることはない。

アスリートに対するトラウマの性質と程度は、直後の怪我へのコーチや親の態度と反応によっても影響を受けるものである。直後には見えない重大な傷害をアスリートが被ることは珍しくはない。その傷害が練習中に起きたのなら、コーチはアスリートの訴えを無視するか、過小評価するかもしれない。血を流したり、骨が皮膚から突き出ていないのであれば、特に問題はないといった体育会的な観念に、あまりにも多くのコーチが従っているのである。怪我をしたアスリートに対して、「少し歩いていれば治るさ」、「苦痛に耐えて続けろ」、「赤ん坊のように甘えているんじゃない」と言って、蔑むような反応をするようなコーチは珍しくはない。

こうした繊細さに欠ける反応は、アメリカン・フットボール、バスケットボール、野球、ホッケーのような、さらに男性的で荒っぽいマッチョなスポーツにおいて見られるものと思われるであろうが、同じような指導姿勢は、若い女性アスリートが日々の練習で、ルーティン的に何度も落下を体験するような体操競技においてもよく見られるものである。体操コーチの中には、選手の訴えの信憑性を疑う傾向があり、失敗したばかりの技の練習

● 身体的および感情的なトラウマの源泉《ソース》

身体的なトラウマの源泉	感情的なトラウマの源泉
<傷害によるもの> ・捻挫 ・打撲 ・肉離れ・靭帯の損傷 ・筋肉・靭帯・腱の断裂 ・骨折・脱臼 ・脳震とう ・長期の消耗性疾患 ・重度の喘息反応 <治療によるもの> ・外科手術 ・縫合 ・追加的医療介入における手術結果の予想外の合併症 ・折れた骨の接骨治療 ・薬物による副作用やアレルギー反応 ・苦痛なリハビリテーション ・治療プロセスの予想外の合併症 ・安静状態の長期化	・重度の傷害の目撃 ・受傷に関わる恐怖心とパニック状態 ・再度の受傷への恐怖心とパニック状態 ・当惑／屈辱感 ・絶望感 ・強度の喪失感 ・うつ ・自己肯定感と自信の喪失 ・スポーツができないことによる自己イメージとアイデンティティの混乱 ・練習できないことによるフラストレーション ・正確な医療診断前の何かがおかしいとの想像による恐怖心 ・失敗やパフォーマンス問題へのコーチの反応からの羞恥心／屈辱感 ・同僚やファンの反応からの羞恥心／屈辱感 ・アスリートの受傷に対するコーチの反応からの羞恥心／屈辱感 ・受傷程度の軽視や無視による、親の共感の失敗 ・失敗やパフォーマンス問題後に愛情を示さないことによる、親の感情的な虐待

を続けさせることもよくあることだ。怪我や怖れを抱えているにもかかわらず、アスリートに技の練習の継続を強要することは、アスリートをかなり高い負傷のリスクにさらし、さらに感情的にトラウマを抱え込ませることになる。コーチの肩に安全性が大きくかかっているアスリートにとって、信頼とは死活問題なのである。

息子、娘のスポーツにおける成功を求めるあまりに、親たちが、子どもたちの身体的な訴えに十分な注意を払えない場合もある。結果として、親たちは、直接的、間接的に続けるようにと、子どもたちにプレッシャーをかけているのかもしれない。特に親たちが過剰に投資してきた重要な大会が近づいてきたときはそうだ。親たちの仕事とは、コーチ以上に子どもたちの身体と感情の両面の安全性を確保することである。親たちがこの重要な役割を忘れ、怪我の訴えにもかかわらず子どもたちに続けさせるとき、そのような親たちは、さらに子どもたちにトラウマを負わせていることになる。**このように親身になってもらえないという経験は、後々（ときには成人になってから）現れる、最も手に負えないパフォーマンス問題の多くの根底にあるものである。**

このような身体的、感情的な外傷は、ついにはアスリートの反復性パフォーマンス問題を形成する。身体的な外傷は、アスリートの負けないという感覚や、身体が統合されているという感覚に、ショックを生み出す。多くのアスリートにとって、怪我とは、身体が自分を見捨てる初めての体験かもしれない。アスリートは、自らの身体性、独立性、有能性に誇りを持っているのだが、怪我によって、一時的に彼らの世界観がひっくり返る。自尊心は粉々に砕かれ、高度なレベルにおいての協調と機能が要求される心理的、感情的なバランスが混乱するのだ。

これがどのように働くかを理解するために、脳が人生における体験をどのようにプロセスし、どのように記憶を蓄積するかを見てみよう。脳は、つまるところ心身の統合器官であるが、身体と同様、生来的に癒しと回復に向かう傾向を持っている。たとえば身体に傷があるとき、身体はただちにその傷を治そうと、その箇所への血流を増して、感染を一掃して凝固し始める。

それと同じく、脳は常に、心理学的な均衡状態へと移動しようと試みている。人生の歩みを通して、私たちは様々な人生体験に曝される。その中には、ポジティブなものもあれば、ニュートラルなものもあれば、またネガティブなものもある。自然な同化プロセスを通じて、脳はこれらの体験を適応的に処理され、構造的に統合されるのだ。体験から役立つことは学習され、対応する感情とともに脳に保存され、将来の用途に利用される。体験がうまく同化されたり「消化」されたりする場合、強烈な感情や身体感覚はほとんど付随せずに脳に保存されるのである。そのような出来事を思い出すとき、それに伴う古い感情や感覚を再体験することはない。このように、私たちは過去の体験や記憶から情報を得ることはあっても、それらに支配されることはない。スポーツにおいては、現在のパフォーマンス問題が、過去や学習した体験だけで、感情的、身体的な重荷を背負うことはないのである。

対照的に、トラウマ、または強度にネガティブな感情的に負荷された体験は、十分に同化されたり処理されたりしない。それどころか、混乱した出来事は、壊れた断片状態となって処理システムを詰まらせるのである。身体は、トラウマの身体的体験を即時に記憶する。その記憶は非常な細部にまでわたり、視覚、聴覚、嗅覚、味覚を伴った衝撃と苦痛の身体感覚を含む。付随する感情や身体で感じたところも、同様に凍りつく。脳の処理能力を越え、「消化」するどころか、（ネガティブな思考を含む）その怪我に付随する情報のすべてが、**当初に体験されたものとまったく同じ形態で、**脳に保存されるのである。

数日後、数週間後、たとえ数年後であっても、アスリートが、オリジナルのトラウマや持続的なストレス体験を思い出させる状況にいる場合には、混乱した体験が無意識的に活性化されるかもしれない。するとその瞬間のパフォーマンスが影響を受けるのである。イメージ、照明、感情、身体的動作、音、または臭いなどの構成要素によって、当初の不安を生じさせる状態における脳と身体での「冷凍保存」された初期の出来事から、感覚的な詳細のすべてが思い出されるのだ。のちに意識化されるこのような感覚的な詳細は、パフォーマンス不安症候群（ＲＳＰＰによく見られるもの）の原因となるのである。

たとえばコリンは、自分の恐怖心や不安や自信欠如は、

●「正常な」体験およびトラウマ体験は脳内でどのように処理され保存されるか

「正常な」体験の処理と保存

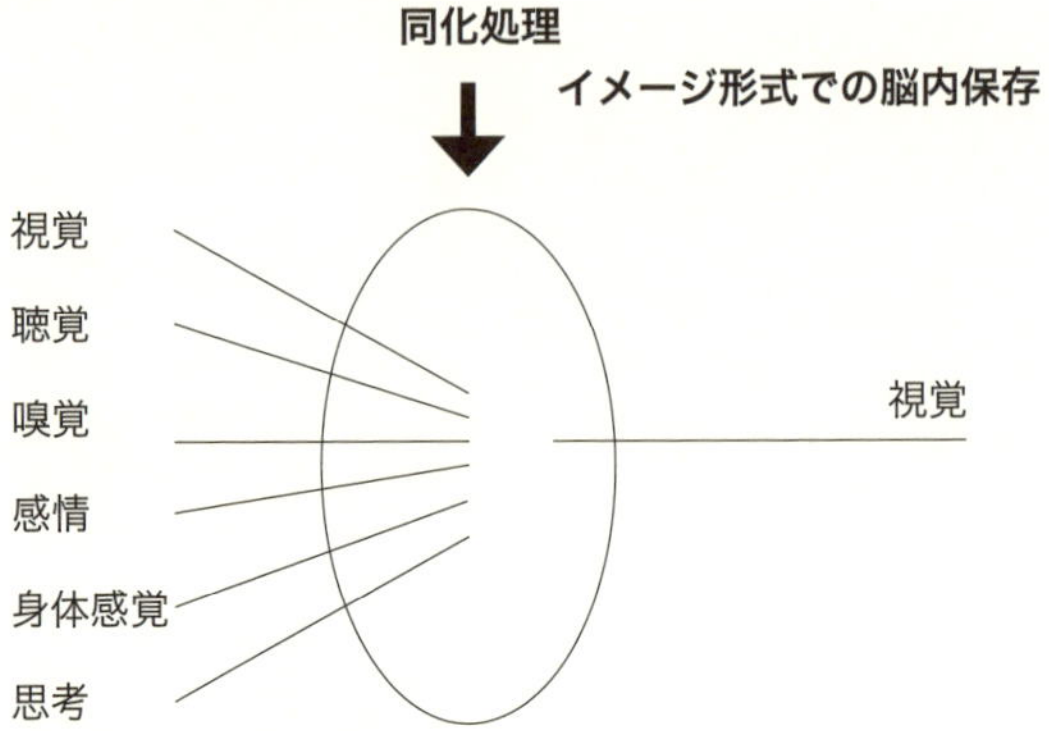

トラウマ体験の処理と保存

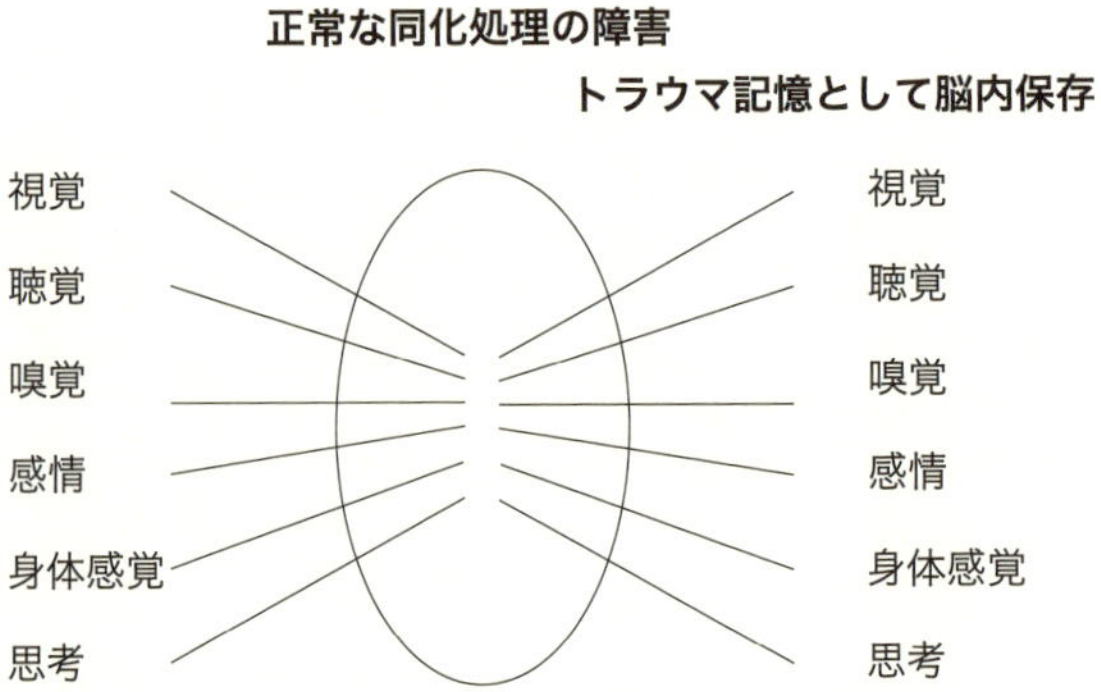

「正常な」体験の脳内保存 vs. トラウマ体験の脳内保存

天候が曇りか雨の場合により問題となることが多いと常に訴えていた。そういう落ち着かない試合状況は、照明や足元の滑りやすさに関する何かがあると彼は主張したのだ。より詳細な調査で、これらと同様の曇りや雨の状況が、さらに重い2つのトラウマの間にあったことを私たちは発見した。コリンの脳と身体は、天気、気温、照明、足元の状態等を含む2つのトラウマのすべての詳細を細かく記憶していたのである。その詳細が現在に複製されるときには、必ずこれらの恐ろしい出来事と当初に関連したのと同じ強度の不安感をコリンは再体験していたのだ。彼の「冷凍保存」された記憶は、潜在能力を発揮することを不可能にし、彼の筋肉を硬化し、自信を挫き、集中力を削いだのである。

このような混乱したままならない感情をどうして体験しているのかについて、アスリートは通常、自覚的意識を持たない。アスリートが意識するのは、恐ろしく感じる、リラックスできない、自分の「いつもと変わらぬ」試合をする、ということだけである。神経質になったり疑い深くなったりする論理的な理由は何もない、とアスリートはそこで思うかもしれない。問題は、**トラウマが根底にある症状のため**、意識的なコントロールが、身体的、感情的反応にまったく及ばないということなのだ。

アスリートやその周囲にいる人々にとって、これは極度の混乱であり苛立ちである。苦もなく行なっていたことが、その翌日には完全につまずいてしまうという事実に、コーチや親たちは当惑する。コーチや親たちは、最初は「つべこべ言わずにやりなさい」とアスリートを鼓舞しようとするかもしれない。そして苛立ちから、威圧的な戦法や感情的な虐待をもって、アスリートをつまずきから引き上げようとするかもしれない。かなり多くのコーチや親たちは、非常に重要な事実を理解することに失敗している。その事実とは、**ＲＳＰＰにはまっているアスリートは、自分たちのパフォーマンス問題を意識でコントロールすることができないのであり、アスリートの周りの大人よりも、ずっと苛立っていることが多いということである。**

そもそも、ＲＳＰＰは無意識に根ざしているものであり、これまでのスポーツ心理学の技法による意識レベルでの介入法は、結局のところ効果的ではない。つまり、集中訓練、思考停止法、視覚化法、ポジティブ・シンキング、リラクセーションなどのような表面的な戦略は、問題の核心にあるアスリートの苦難として根底にある原因を解消することに失敗する。これらの介入法は、不安症、自己不信、破壊された集中力など、トラウマに根ざした意識化された症状を対象としているからである。しかしながら、葛藤しているアスリートが、自分を悩ませているものがずばり何なのかを言葉で明快に示せないことは多い。たとえばバク転を怖れる体操選手が、平均台の端に両腕を挙げて立って、いざ演技を始めたら、バク転ができなかったのだ。彼女の呼吸は急に速く浅くなり、身体は凍りついて、車のハイビームで照らされて動けない鹿のようなトランス意識状態に陥るのだ。彼女は、自分が何を考えていたのか覚えておらず、一体集中力がどこに消え去ってしまったのかわからなかったと述べている。彼女が理解したのは、「何がなんだかわからなくなり」、身体を動かすことができなかったということだけだった。実際に起きていることが説明できないのは、この問題が自意識の埒外（過去の怪我や落下の恐怖が溜め込まれている、脳と身体の深いところ）のものだからである。

過去において、私（AG）は、この種のアスリートからの空白反応に、いつも困惑させられた。ほとんどのスポーツ心理学者と同じように私がずっと思っていたのは、ネガティブなセルフトークと不完全な集中力が、恐怖心と不安感を生み出しているということである。もしセルフトークと集中力の欠陥が構造的に変化するのであれば、問題は効果的に解消するであろうと、私は信じていた。

しかしながら、アスリートが考えていることや集中していることを的確に示せないと、私はどのように援助すべきか途方にくれることがあった。しばしば、ネガティブなセルフトークを認識し、管理する方法と焦点と集中の制御の仕方の両方をアスリートに教えることで、これら2つのパフォーマンスに関する変数に取り組んだのだが、ポジティブな結果はほとんど、もしくはまったくなかったからである。

後になって次のようなことに気がついた。すなわち、**いかなるアスリートの問題であれ、通常使用されているスポーツ心理学のこれまでの伝統的な枠組みを使って概念化すると、本当に進行していることを完全に見失ってしまうのである。**アスリートのネガティブなセルフトーク、過度の神経質、集中力の欠如は、スポーツ心理学者が信じるほど、パフォーマンス問題の直接的な原因ではないことに、私は気づいたのだ。**むしろ実際には、それらはパフォーマンス問題の症状であり、さらにその問題を悪化させるものかもしれない。**

説明しよう。

突然、そして外からでは説明はつかないことであるが、自分が以前のレベルを発揮できないことに気づくアスリートは、自分にとって当たり前であったことをするのに苦闘しながら、予測可能な意識的な反応をするであろう。個人差があるので、この反応は必ずしも正確な原理ではないかもしれないが、ほとんどいつもある要素を含んでいる。そのときパフォーマンスの苦悩を**さらに悪化させる**ものは、これらの要素であり、それらが生み出すネガティブなパフォーマンスを粉砕するサイクルなのである。

この問題の初期の兆候として、アスリートは、ショック、自信喪失、当惑を伴った反応を始めるかもしれない。突如、説明できる理由もなく、打つこと、飛び込んだり、トリックを仕掛けること、短いパットを決めること、正確に返球することが、なぜできないのかわからなくなる。これまで、まるで本能のように自然とできていたことが、突然できなくなることで、経験豊かなアスリートは恥じるようになる。アスリートはこの最初のショックと混乱に、その問題を「修正」しようとすることで対応し、自分のエネルギーを行使し始める。そのエネルギーを、かつては信頼できた普遍的な成功戦略、すなわち、「もっと頑張ること」に注ぐのである。

大部分の熟練したアスリートは、驚くほどの真摯な取り組み姿勢と自己鍛錬ゆえに、非常に高いレベルを達成してきた。過去においては、すべてのパフォーマンス問題が、この２つの特徴に頼ることで、いつも解消されてきたのである。この他ならぬ「もっと頑張る」ことに焦点を当てる戦略を使うことで、アスリートはさらに長時間の練習を、それもさらに集中して、やり始めるのである。スランプにいる野球のバッターは、手の皮が水膨れになるまで、追加の打撃練習をするかもしれない。パッティングのイップスで苦しんでいるゴルファーは、以前のストロークが戻るようにと、毎朝パッティング用のグリーンで追加的に数時間を費やすかもしれない。投手への正確な返球に問題を抱える捕手は、修正するために練習時間外に百球も二百球も返球の練習をするかもしれない。これらすべての追加された練習の帰結として、アスリートは、そうして抱えている問題でさらに頭がいっぱいになりもする。すぐにアスリートは、この悩みがスポーツ以外の生活の部分にまで、広がっていることに気づくようになる。

　不幸なことに、アスリートの「もっと頑張る」という解決策は、無様に失敗する。なぜなら、**問題は身体的なものではないからである。アスリートが身体的な練習を多くこなすことによって、RSPPを真に克服することは決してできないのである。**この「もっと頑張る」アプローチは、常に失敗する宿命であり、フラストレーションを大きくするだけである。アスリートは、コーチやトレーナーに、自分の身体の使い方の「修正」に取り組むように仕向けることがよくある。もっと頑張ることと同様、このアプローチも事態をより悪化させる。まず最初に、それはアスリートを頭で身体の使い方を考えさせること意味するが、そもそも身体の使い方は無意識になされるものである。最高のパフォーマンスとは、情報を無意識的に処理する非思考的な後脳によって、常に制御される。**自分のパフォーマンスについて、意識的、分析的に理解しようとするほど、アスリートは葛藤するようになるのだ。**二番目として、このような状況で基本のテクニックや身体の使い方を変えることは的外れであり、通常、すでに揺れ動いている自信をさらに崩してしまうのである。

　その問題を解消するためのアスリートの最高の努力は、常に失敗に終わるので、フラストレーションが溜まり、自分自身に怒りを持つようになる。このような苛立ちや自己に向かう怒りによって、さらに火に油を注ぐことになり、筋肉は硬化し、問題の悪化は確実になる。それから、フラストレーションが積み重なって、アスリートはさらに激しい練習をするようになるが、それはさらに失敗となる。**より頑張り、失敗し、それからそれ以上に頑張るというこの反復的なサイクルによって、パフォーマンスは螺旋的に降下していくのだ。**問題は衰えることなく、それを直そうとするすべての試みは、繰り返し失敗するという憂き目に会うので、アスリートの自信は、その核心部分まで揺さぶられる。その結果、自分自身を信

スランプのサイクル

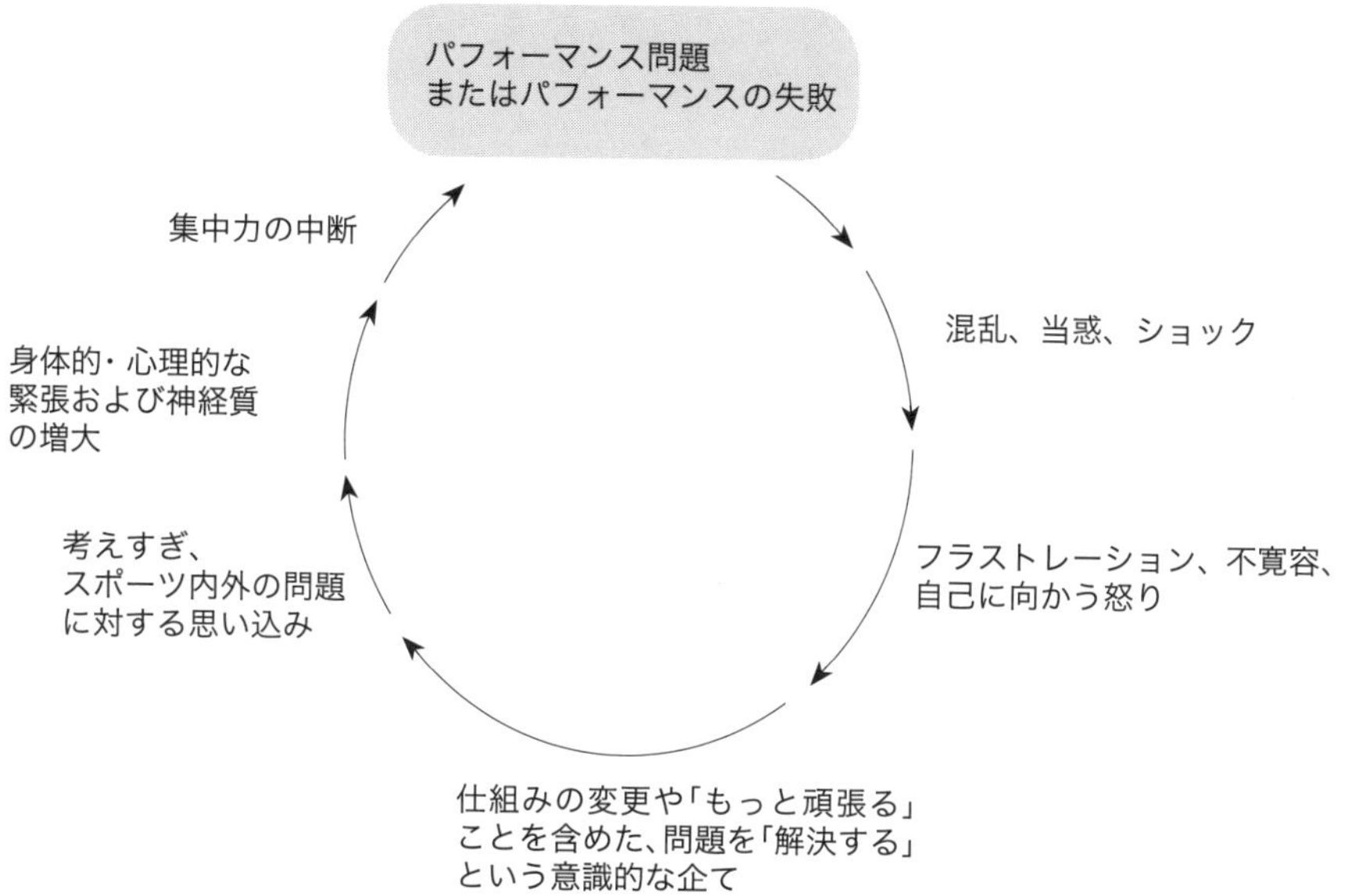

じることをやめ、自分の能力に対して深刻な疑問を持ち始めることになる。

　アスリートは練習や本番が近づくにつれ、大きな不安と否認が、喜びと興奮に取って代わる。「それ」がまた起きるという先入観によって、一杯一杯になってしまうのである。その結果生まれてくるセルフトークは、主にネガティブなものであり、自分は常にうまくできるということに対する疑念を大きくするものである。その結果、ストレスの内的レベルは高い状態となり、筋肉は硬化し、スムーズでゆったりとしたパフォーマンスは不可能となる。当然の帰結として、パフォーマンスは混迷のままであり、自信はさらに崩れ、さらに不安感を高め、さらに反復している問題の継続が確実となる。アスリートは、自分自身が気づかぬうちに維持している悪循環に囚われていることに気づかされるのである。

　ボビーはディビジョン1の捕手であったが、投手の直前のバウンドか、投手の頭上の飛び越えかのどちらかでしか、返球できなかった。これは、トラウマに基づくパフォーマンス問題が、アスリートのトラウマ症状に対する意識の反応によっていかに悪化するかということを示している。ルーティンをしようとするときはいつでも、力のない返球が投手になされる。右親指がなぜか硬くなり、正確な投球ができなくなる。ボビーの投球のイップスは、高校2年生の年から始まったものだ。雌雄を決するプレーオフゲームにおいて、ボビーは完璧な行動をしていたが、最終イニングの1つ前のイニングでの出来事であった。その6回に、頭の中で何かがプツンと切れた。そして、身体、投げるほうの腕、そして親指に、奇妙かつ不安な感情を突如感じたのである。ピッチャーマウンドの手前で3度ワンバウンドの球を投げ、投手の頭上を通り過ぎる球を投げてから、ボビーはあまりにも不安感が強くなり、試合を終了させることができないと感じた。まもなく彼の問題と付随する不安感は、試合であろうと練習であろうと、どんなに短い距離の投球であっても影響を及ぼすようになったのだ。

ボビーには、なぜ単純な投手への返球が突然できなくなったのかの説明がつかなかった。試合での怪我に苦しんでいたわけでもなく、また問題を誘発するに明らかな出来事も経験していなかった。あったのは、プレーオフでの強烈なプレッシャーだけである。しかしながら、彼の過去のスポーツ履歴を見ると、数多くのスポーツによる受傷をしていたのだ。たとえば、本塁での衝突による数度の脳震とう、投げるほうの手の指の骨折、２５０針必要であった膝の深い切り傷、アメリカンフットボールによる肋骨の骨折、それに恥をかかせようとするコーチによって感情が揺さぶられる多くの体験である。以上のような怪我やネガティブな体験によって、ボビーの投球のイップスが沈黙のうちに形成されたのである。

ボビーは、突然、通常の投球ができなくなったことで羞恥心を抱いた。また案の定、他人の目が気になってしかたがなかった。大学リーグでのプレーを希望していたので、自分の投球問題が奨学金をもらう機会を潰してしまうことを心配していたのだ。フィールドでは、投げるほうの腕と親指の感覚に非常に過敏となっていて、そこに筋肉の最も微小な緊張の感覚を感知すると、彼は即座にパニック状態になった。ボビーは捕手を演じなければならないことが怖くなり、真剣に外野への転向を考えた。本塁後方での問題は、すぐに打撃にも影響し始め、打率は下降する一方であった。

症状だけにねらいを定めたスポーツ心理学のテクニッ

クでは、ボビーを落ち着かせ、正確な投球ができるように助ける効果はなかった。いくつかの集中法やリラックス法を学んだにもかかわらず、それらをリラックスし、焦点化するために有効使用できなかった。本塁の後ろにいるときは、何を試みても、ネガティブなセルフトークや湧き上がる不安感の洪水をコントロールできなかったのである。何について考え、何に焦点を当てるべきかについて、ボビーは**わかっていた**。しかし、そのどちらもできなかったのである。

　結果としてボビーは、投げようとするときにはいつでも、「**それ**」**が再び起きる**という恐怖心で動けなくなってしまった。この種の予期不安は、いっそうイップスを悪化させたのである。

　大切なのは、ボビーが**真に**苦しんでいるものは、**根底にあるトラウマが意識化された症状**以外の何物でもないということである。それらの症状自体は、投球障害の原因ではなかった。真の犯人とは、脳や身体において、意識外で抱えられてきた過去の傷害なのである。プレッシャーの下で、このような過去の傷害から構成されたもの（不安感、筋肉の緊張、ネガティブな思考、自信喪失）が、無意識に活性化されたのだ。そして、これらの身体的、感情的な構成要素は、ボビーの現在のパフォーマンスへと侵入し、特に投球問題の原因となった。これらの過去の傷害に向き合い、処理されて初めて、最終的にかつての自分のように再び投げられるようになったのである。

　ＲＳＰＰに悩んでいるどのアスリートの状況も、さらなるネガティブな体験によって複雑化する。これらの出来事の中には、元となるトラウマを連想させるかもしれない。たとえば、2度目、3度目の脳震とうが起きたとか、同じ手首を2回骨折したとか、他のコーチから要求されたり、辱めの意図を持った行動に従わないといけないとかである。またときには、これらのネガティブな体験は非常に多様で、傷害を身体の別の部分へと引きずり込むのだ。アスリートがこのような追加的な揺さぶる出来事を体験する際には、それらの一つ一つが、関連する記憶のネットワークにおいて、脳と身体の中に無意識として蓄積されているのである（記憶のネットワークとは、関連する記憶、思考、イメージ、感情、そして感覚が一緒に蓄積され、リンクされている経路のつながりである）。

どのような瞬間であっても、このような無意識に抱え込んでいる経路的な記憶の一つかそれ以上が活性化されうるのであり、そのとき、アスリートの意識の体験は、過去のイメージ、感情、感覚、そしてネガティブな考えで埋め尽くされる。アスリートは、1つかそれ以上のネガティブな体験が自分の引き金を引いているのかもしれないということに、まったく気がついていないかもしれない。

このような理由から、**すべてのネガティブな体験やトラウマに相当するものは**、十分にプロセスを完遂することで、アスリートは過去からの重荷で押し潰されることなしに、現在においてパフォーマンスできるのである。

この多重的なトラウマ効果は、ボールが顔面めがけて蹴られるときはいつも、目に見えて不安になるというコリンが示している問題の中に、その明快な具体例が見出される。コリンがゴールポストの間に足を踏み入れるたびに、意識的、無意識的にいくつかの過去の事故のシーンが蘇ってくるのである。彼の顔を狙うボールだけが、頭を蹴られたり、他のゴールキーパーが同様に負傷するのを目撃するときを思い出す強力な引き金であるのではない。ずっと以前に初めて直面した自転車事故もトリガーである。コリンが、試合中いつも現在のこととして経験した不安感と極度の怖れの多くは、実際には無意識に蓄えられた過去からの記憶から生じたものなのである。

私たちのモデルの見解をまとめると、RSPPは、アスリートの心と身体における過去の怪我や他のネガティブな体験が無意識的に積み重なることによって、最初は形成される。**隠れている、沈黙状態の身体的、感情的な過去のトラウマ体験の集積が、結局は、現在のパフォーマンス問題という目に見える症状の原因になっているのである**。常にこの構図を複雑にするのは、自身のパフォーマンスの問題に対するアスリートの独自の反応である。パフォーマンスの障害に対するアスリートの反応が、さらに自信をくじくような永続的なネガティブな循環を引き起こし、さらなる不安感を生み出し、問題を深くすることはよくある。

次章で私たちが探求するのは、「闘争／逃走／凍りつき」反応という、すべての生物と私たち人間に共通して内蔵されている生存メカニズムが、アスリートの意識の外で引き起こされることによって、どのように過去のスポーツのトラウマやネガティブな体験が広義のパフォーマンスに干渉するのかということである。ほとんどのＲＳＰＰは、この「闘争／逃走／凍りつき」反応が誤って起きたことの直接的な結果である、というのが私たちの主張だ。事実、ＲＳＰＰのほとんどは、この自己防御反応の「凍りつき」部分における、無力で訳のわからないアスリートの空回り状況の反映なのである。

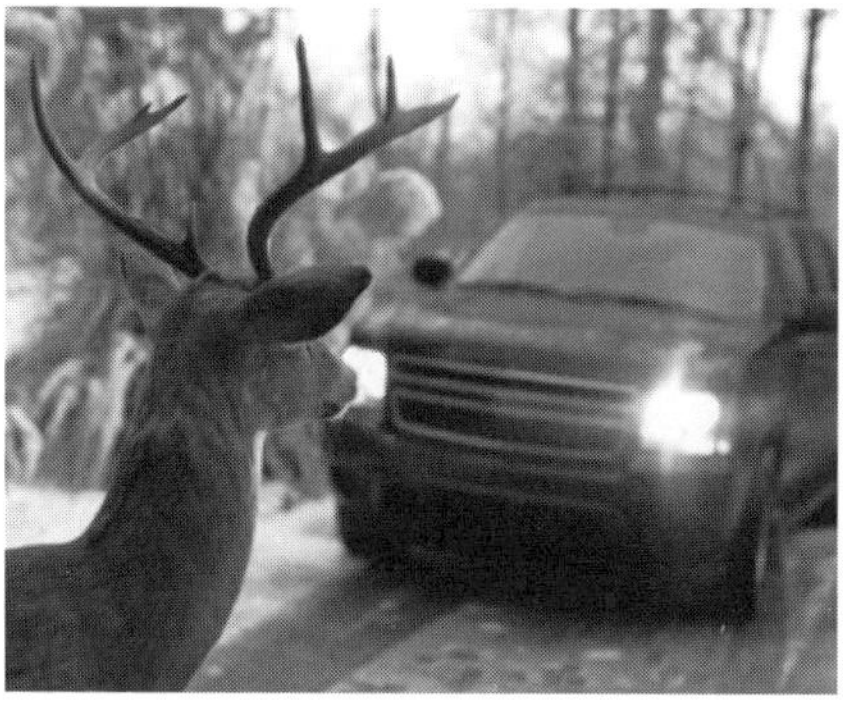
ヘッドライトに照らされ、
凍りつき反応を示している鹿

THIS IS YOUR BRAIN ON SPORTS

第3章

「闘争／逃走／凍りつき」反応

RSPP（反復性スポーツ・パフォーマンス問題）の核心《ハート》

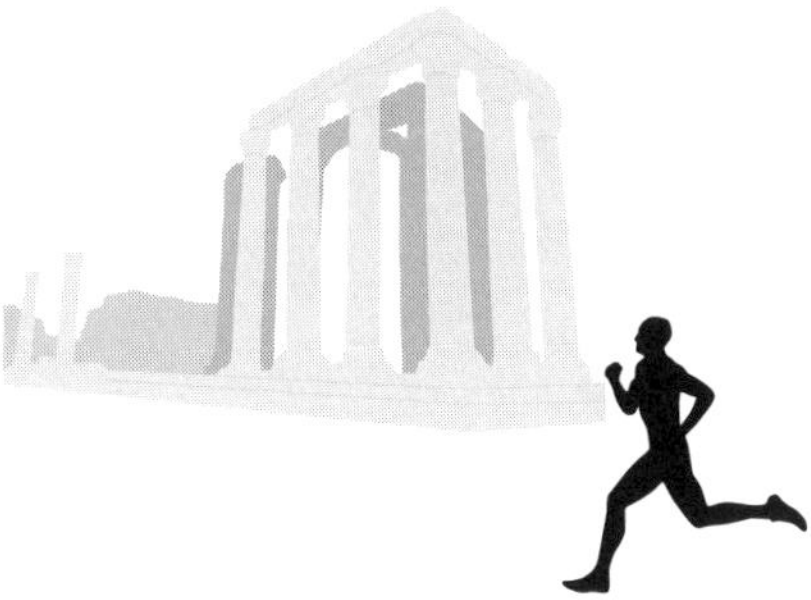

THIS IS YOUR BRAIN ON SPORTS

RSPPの魔手の中でもがいているアスリートに何が起きたのかを理解するために、動物の王国に目を向けてみよう。捕食動物によって生み出された、獲物となる動物が野生で体験するストレスは、STSD（スポーツ外傷性ストレス障害）の核心とその不可解な症状とを具体的に示してくれている。すべてのRSPPは、私たちに内蔵された生存メカニズム「**闘争するか、逃走するか、それとも凍りつくか**の反応」（以下、「闘争／逃走／凍りつき」反応と記す）の機能の不良であると、私たちは信じている。事実、大部分のRSPPは、最終的な生き残りの選択肢である凍りつき反応の状態で、アスリートが繰り返し空回りすることとの直接的な結果である。ピーター・リヴァインの仕事がここでは役に立つ。

リヴァインによると、野生の動物は、捕食動物や障害となる危険の兆候に対して、環境を定期的にスキャンすることを助ける「定位反応」を内蔵している。この定位反応は、動物の早期警戒システムであり、食事中、活動中、交尾中における動物の安全性を維持する役割を持っている。動物が状況から脅威の兆候を感知すると、危険が間違った警報によるものであったか、過ぎ去ったものであると納得するまで、過度の警戒意識が保たれる。しかしながら、定位反応が正しく生命の脅威がその動物のいる環境に存在すると判断されると、動物は生理学的に、闘うか逃げるかに備えるように即座に反応する。心拍数は増加し、筋肉は硬くなり、呼吸は速く、浅くなる。それは動物が、攻撃するものに立ち向かうのか命を守るために逃げるのかの準備をするためだ。生存のための選択が効果的であると証明されるか、危険が取り払われる場合、動物は生理学的に、だんだんと通常に戻り、以前の活動を再開するようになるのである。

しかしながら、もし、「闘争」か「逃走」の企てが失敗すると、捕食動物にまさに捕らえられ、喰われようとしている動物は、本能的に生存のための最終戦略を用いる。すなわち、「凍りつき」である。追い詰められた動物は、即座に「凍りつき」状態で地面に倒れこむ。すべての生命機能が短期に落ち込み、仮死状態となる。この緊張性静止状態は3つの理由から起きる。最初の理由は、捕食動物の中には、死肉を好まないものがいるからだ。凍りつき状態の獲物は死んでいるように見える。2つ目の理由は、捕食動物は、死んでいると思われる動物にあまり関心を向けない傾向があるからだ。それによって逃げられる可能性が大きくなる。３つ目の理由は、この生理学的に変容した凍りつき状態は、麻痺状態の動物が捕食動物に殺され、喰われる際に苦しまないようにしてくれるからである。

もし捕食動物が、死んでいるように見える食べ物に興味を失い、どこかに去ってしまうと、獲物の動物が凍りつき状態から戻ってくる機会が残されている。その動物は、文字通り凍りつき反応の残留物を振り落とすかのように、全身をピクピクと動かし、ブルブルとする。この自然な振り落とすプロセスを通じて、動物はその身体のコントロールを完全に取り戻し、恐ろしい体験を完全に解放するのである。これが完遂されると、その動物は野生に戻り、**まるで何事もなかったかのように**生活を再開する。死と出会ったことの影響を払い落とすことで、動物は、**完全かつ十分に**生き抜くために使用されるすべてのエネルギーの放出が許される。この振り落としによる解放によって、動物はネガティブな後遺症（人間においてはトラウマ症状と呼ぶところであるが）を継続することなく、生活を続けることができるのだ。

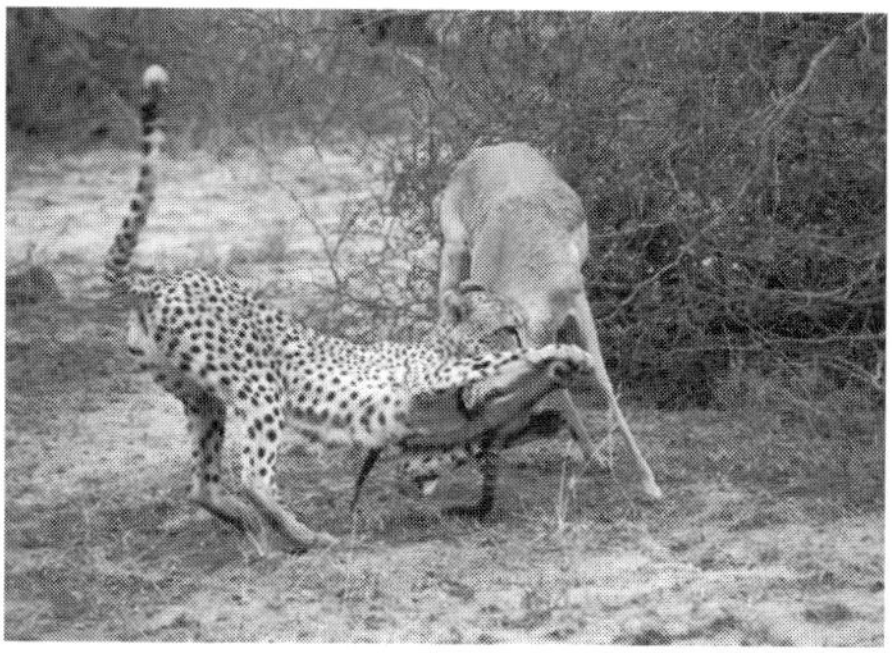

被食動物は凍りつき状態へ

動物たちと異なり、人間はもっと十分に発達した脳を授けられている。良し悪しは別にして、このことで人間は、動物王国の頂点に君臨するに至る方法を考え、分析し、理由づけることができるのである。種として私たち人間は、もはや日々に生き抜くことで手一杯というわけではない。結果的に定位的であり、生存のためである本能は、日常生活では必要不可欠なものではない。思考する脳は、古くからの「適者生存」の葛藤を乗り越える。しかしながら、この脳の進化の最大のマイナスポイントは、本能的な「闘争／逃走／凍りつき」反応を通じてより効率的に動く能力が、中途半端なものとなったということなのだ。これは一体どういう意味なのであろうか？

リヴァインによれば、私たちの思考する脳は、しばしば命を救う行動をとるための生得的な能力を疑って修正する。生命の脅威であるような状況に直面させられているときに、合理的な認知能力は、混乱し、生き抜くための本能を停止する。凍りつき状態、緊張性静止状態へと一直線に導かれるかもしれない。ややこしいことに、現代文化は、凍りつき反応という本能的な明け渡し状態を、弱さや臆病さのサインであると見る。凍りつき反応との闘いへと、私たちを無意識的に導くものとは、**自然のプロセス**のこのネガティブな判断なのだ。この自然な発散を阻害してしまうので、もともとは戦ったり、逃げたりするように動くためのエネルギーが、十分に解放されることは決してないのである。

スポーツで競い合っているとき、私たちは、安全な環境において最適なサバイバル方法を再演している。勝利者と敗者は依然として存在するが、それはすべて試合の中でのことだ。それゆえに、私たちは生きていて、また別の日に競い合える。身体があるからスポーツによって発散活動が活性化され、私たちはその恩恵を受け取る。それがスポーツをすることに惹かれる理由である。しかし、スポーツによる負傷がかなり多いことや、競争の中には他のものより攻撃的なものもあるように、この「安全な」競争とは、完全に安全というわけではない。観客、コーチ、親、そしてメディアから注目を浴びるようになると、危険性はさらに表面近くにもたらされることになる。**危険に対する私たちの反応は、脳と身体に強く紐づけられていて、サバイバルためのメカニズムは、まったく不随意で、本能的なのである。それゆえに、私たちのシステムが実生活や、コート上、フィールド上で脅威を察知するとき、意識的な制御が行き渡らなくなるのである**。これが、満塁のマウンド上であったり、18番ホールで6フィートのパットが残っていたり、バスケットボールで試合を決定づけるようなフリースローを決めようとしていたり、平均台の上で後方倒立回転跳び（バク転）をしようとしていたりするとき、私たちがサバイバル・

モードへと自動的に入っていく理由なのだ。スポーツにおいて、私たちは本能に頼るが、本能は私たちの邪魔をすることもあるのである。

世界における本当に最高のアスリートは、自らの本能的な根元と通じている。実際、ロジャー・フェデラー（訳注：スイスのテニス・プレイヤー）やタイガー・ウッズのような偉大なアスリートは、「自然である」とか「本能的である」と言及されることがしばしばである。彼らはゲームに対する自然な感覚を持っていて、プレッシャーの大きさに関係なく、常に何をすべきかがわかっているのだ。このように過酷な状況でも、ただ自らの身体の知恵を信頼し、**まさによどみなく**パフォーマンスを行なう神秘的な能力を、彼らは持っているのである。

ＲＳＰＰに苦しむアスリートは、自分の本能を信頼することをやめて、その代わりにパフォーマンスを通じて意識的に自分自身を「コーチ」しようと企ててしまう。プレッシャーが大きいほど、自分自身に、より多くの意識的な指導を与えてしまうのだ。このような過度の思考によって、完全に自動的で努力不要な行為は崩壊する。過度の思考は、ＲＳＰＰである証明なのだ。これは、精神的な失敗、疲れたプレー、スランプ、そしてイップスの中に見ることができるものである。

本能的な感覚から離れることは、凍りつき反応から抜け出す身震いが弱さの印であるとの見方に反映されている。このことは、競技スポーツにおけるマッチョな世界においてはとりわけ真理である。マッチョな世界では、肉体的かつ精神的な「タフさ」を要求することで、アスリートが自分たちの身体の自然な本能を無視し、拒絶するように仕向けるのである。

負傷したとき、痛みを、「やり過ごす」、「我慢する」、もしくは単に「プレーを続行する」ことを、アスリートは期待される。「タフ」であることに価値をおく私たちのスポーツ文化は、直接的または間接的にアスリートが怪我を無視するように仕向ける。アスリートがそのようにしたいという気持ちは、コーチや同僚の称賛をもって報われる、強さと品格の表れとして見られるのだ。代わりに身体の知恵に耳を傾けてさらなる負傷のリスクを避けるアスリートは、侮辱するような目で見られることがままある。私たちは、競技による怪我の結果、身震いする人に対して、ネガティブに反応する傾向がある。私たちの社会化された反応は、このことを「弱さの印」と解釈する。そして、アスリートに落ち着くように告げるのである。「タフ」なアスリートは、身震いしない！　しかしながら、震えと痙攣は、トラウマのショックに対処するために最初に動かされる身体の反射であり、閉じ込められたエネルギーを解放するものである。この本能的な解放を邪魔することによって、私たちはアスリートのトラウマを流し去り、それを乗り越える能力に、うっかりと干渉してしまう。そしてこのせいで、すべてのスポーツに要求される、流れるようで正確な動作が邪魔されることになる。

本能的な感覚から離れようとすればするほど、構造的に身体的、感情的に混乱した体験を解決することは難しくなる。これらの未解決のトラウマは、沈黙のうちに長年にわたって積み重なっていき、アスリートをRSPPに対して脆弱にさせるのだ。傷害を無視し、その重大さを軽く見て、ストイックに痛みに耐えながらプレーしようとすることは、効果のない対処戦略《コーピングストラテジー》である。それらは、アスリートがさらに、身体的、感情的に自らを癒す脳や身体の本能的な能力から、アスリート自身を遠ざけるように勧めているのである。スポーツにとって重要なことは、立ち直るということだ。そして、私たちのレジリエンスとは、この再び立ち直ることを可能ならしめることなのである。

身体的、感情的なトラウマは、激しい競争をしているアスリートにとって、人生の避けられない一部分である。これらのトラウマは、すべてのRSPPのまさに根幹に存在しているがゆえに、この静止状態から抜け出す自然の動作が妨げられたとき、凍りつき反応とアスリートのパフォーマンスおけるその破壊的な影響を理解することは避けられない。この情報は苦しんでいるアスリートだけでなく、すべてのアスリートにとっての死活問題であると、私たちは信じている。高度に機能しているアスリートであっても、スポーツでの怪我やトラウマの後遺症とうまく付き合っているのだ。ゴルフでの低ハンディキャップや、野球やソフトボールでの三割の打率を、この残骸を取り払うことでもっとよくすることができる。このことを、私たちはスポーツ・パフォーマンスの向上と呼んでいる。

フィールド内外でのトラウマの諸症状

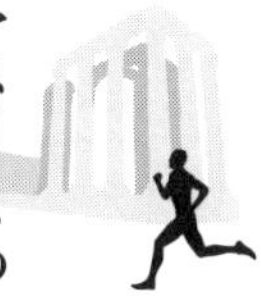

身体的、感情的に動揺させる出来事が、アスリートの心身において適切に癒されることがなければ、トラウマ性の体験に繰り返し曝《さら》されると、それが競技場の内であれ外であれ、結局は反復性パフォーマンス問題の症状の何らかのレベルに至ることになる。パフォーマンス問題に思いを巡らすとき、スポーツ心理学者、コーチ、そしてアスリートや親たちの頭の中に自然と浮かぶのは、かなり深刻なトラウマ症状についてである。しかし、すべてのアスリートは、気づいていなかったり、そのように呼ばれていないとしても、ある程度のトラウマ症状を持っているものだ。あまりにも頻繁であったり、長期間にわたって継続しているスランプは、このよい例である。トラウマの様々な症状は、以下の文章を見ればわかることだろう。

●不安感

アスリートは、ウォームアップや試合中に包み込まれる「不安の霧」について話す。ディビジョン1に属する女子サッカー選手は、この「霧」が、競技場で彼女を追いかけてきて、ときには試合中ずっとまとわりつき、自分の思っているような力量が発揮できないと述べた。ある大学の背泳の選手は、ターンでプールの縁を強く蹴ったときに負傷をしたが、大きな大会でヘリに近づく度に、耐えられないほどの強い不安を感じると訴えた。イップスを抱えるプロゴルファーは、グリーン上でゴルフバッグからパターを取り出すときはいつでも、身体を麻痺させるような不安感で苛まれていることを述べた。ときには、正確に自分が何について不安を感じているのかを、アスリートが明快に表現できることもあれば、また別のときには、同じアスリートがどこからその不安感がやってくるのか説明することがまったくできないこともある。不安感は、トラウマ、ＰＴＳＤの古典的な症状だ。反復性パフォーマンス問題に苦しんでいるアスリートには、常に見出せるものである。

●予期不安とパニック発作

予期不安は、トラウマやＲＳＰＰで苦しむアスリートにとっての、もう一つの古典的な症状である。予期不安は明確な「未来への怖れ」、すなわち、特定の出来事（通常、既に起きたことのあるネガティブな出来事）が起きることについての強度な心配である。RSPPに苦しむアスリートの多くにとって、予期不安が、パフォーマンス障害の継続や、再び受傷する怖れに向けられることはよくあることである。練習や競技が近づくにつれ、アスリートは、「もし起きたらどうする」（また三振したら？　もし落下したら？　もし首から落ちたら？　もし再び「それ」が起きたら？）ということに苦しめられる。ときには、このような不安感があまりにも強いために、アスリートは完全に静止状態となり、凍りつき状態に陥ってしまうのだ。不安感がこのような強度のレベルに達するとき、**パニック発作**を体験することが多い。パニック発作の間、その人は完全に恐怖心に圧倒されて、呼吸をすることができず、胸部の痛み、心臓の動悸、またはめまいを体験するかもしれない。パニック発作に苦しむ人が、誤って心臓発作を起こしたのだと信じてしまうのは珍しいことではないのだ。元メッツのサッサー捕手は、マスクを被らなければならない試合の前夜に、この種の不安発作によって悩まされることを述べていた。この予期不安によって、アスリートは脆弱になり、活動を避けるようになるのだ。

●回避行動

回避行動には、強度の不安感を伴うことがよくあり、すべてのトラウマ体験の自然な後遺症である。トラウマに苦しんでいる人たちは、動揺した体験での行動や環境や状況、そして思い出させるものなどを避ける傾向がある。シュートを止めようとして頭部を蹴られたサッカーのゴールキーパーが、次回、ゴールボックスの中でボールを捕まえようとゴールから出ていかなければならないときは、当然のことながら躊躇する。同様に、泳ぐ距離の中ほどで恐ろしい喘息発作を体験した競泳選手は、もっと短い距離での競技に出ることだけを望むのだ。アスリートは意識的に自分が避けていることに気づくときもあるが、回避行動は無意識になされているときもある。たとえば、このような不安感の源泉に直面しなければならない直前になると、不思議と病気になったり、怪我をしたりするかもしれない。極度な胃の痛み、嘔吐、制御できない筋肉の痙攣、または異常な試合直前での怪我などのせいで、アスリートが競技に参加することが不可能となり、よって恐怖の源泉と直面しなければならないことからアスリートを救うことも不可能となる。

●解離状態

やり方をすでに知っていること（たとえば、野球でストライクを投げること、体操でロンダート、バク転、バク宙を連続すること、ゴルフでチップ・ショットを打つこと、捕手が投手に投げ返すこと）を、突然身体を使ってすることができなくなるとき、アスリートは一種の**解離状態**を体験している。**それはあたかも、長年に培ってきた技量や付随して筋肉に覚え込ませたことが、突然、身体的かつ心理的に、アスリートが意識的にアクセスすることから締め出されたようなものである。**解離には、思考や身体感覚が通常の意識から分裂または分離していることが、常につきまとう。この解離は、アスリートが文字通り技量を持っている感覚を失うときに、手足における**麻痺感覚**として直接的に体験されることもある。また、あたかも別のもの（より無意識の部分）が存在し、故意にアスリートを羽交い締めにしていて、アスリートが技量を求め、発揮することができないようにさせているように見えるときもある。身体が完全に機能停止になったとき、解離は凍りつき反応において明確に見て取ることもできる。身体的、心理的、また感情的であれ、解離はほとんどのトラウマに苦しむ人たちに顕著な症状であり、反復性パフォーマンス問題にはまってしまったアスリートに、常に見られるものなのである。

●混乱状態

一種の**混乱状態**（不安感や解離と関係する）について、トラウマが原因のＲＳＰＰに苦しむ多くのアスリートたちも、ただ振り払うことができないように思えると語っている。彼らは、「集中して考える」ことや、頭を働かすようにもっていけないことについて、不満を述べることもある。そのようなアスリートたちは、パフォーマンスの前や最中に、何かを失ってしまっているように見えるのだ。平均台での日常的な練習の真っ最中に自分がどこにいるのかわからなくなる体操選手、また試合中に相手が有利なところに打ち続けるテニス選手など、どちらも混乱状態を示しているのである。

身体感覚の過剰意識

トラウマに苦しんでいる人々は、自分自身の身体で感じる身体感覚の過剰意識の状態である。それはあたかも、内的体験の「ボリューム調整」が、あまりにも高くに調整され、そこから動けなくなっているようなものだ。この過剰意識は、以前の怪我やトラウマと直接つながることもある。このような場合、アスリートは、自分の身体の特定の部位が脆弱であると強迫的にとらわれてしまう。たとえば、ある高校バスケットボール選手は、前シーズンに右膝の前十字靭帯を断裂したのだが、現在、練習や試合のときにはいつも膝に同様の身体感覚がないかを強迫的に探すことをやめられないでいた。また別のときには、このような過剰意識は、パフォーマンス問題を構成している身体的な感覚に焦点を当てるようだ。たとえば、送球問題に思い悩んでいる高校野球の捕手は、投げる手の親指にかかるテンションに焦点を当てることをやめることができなかった。正確に投手に返球することができないときはいつも、この緊張が常に現れていたのだ。彼の過剰意識はさらに大きな不安感を生み出し、自然な投球を不可能にしていたのである。

ネガティブなセルフトークと歪んだ自己信念

トラウマに苦しむ人たちのまた別の特徴は、過剰にあるネガティブな思考によって悩まされているということである。このネガティブな思考の継続的な流れによって歪んだ信念がもたらされ、ついには自分たち自身がその歪んだ信念を保存してしまうのだ。RSPPの下から自身を自由にしたいと思っているアスリートは、パフォーマンスに備えるときには常に、「俺はクソだ」「私は落ちこぼれなんだ」などのネガティブなセルフトークの洪水も浴びている。ネガティブなセルフトークは自己信頼を損ない、不安感を招き、大切なことからアスリートの集中力を削ぐ。ある才能あるクロスカントリー選手は、素晴らしいタイムに関わらず、レースの途中から理由もわからないまま活力を失い、他の選手たちのほうが自分より優れているという思いを止めることができなかった。同様に、ある国を代表するスケーターは、長いプログラムを始めなければならない直前になると、ネガティブな思考と自信喪失による圧倒感に苦しんでいた。

●身体的緊張

筋肉の緊張の増大は、トラウマの未解決な後遺症との葛藤のもう一つの共通する副産物だ。この筋肉の緊張は、怪我をした箇所の周りに存在する場合もあれば、身体中に感じられる場合もある。怪我に関連していようがいまいが、過剰な身体的緊張は、すでに述べた症状のすべてによって、特に不安感によって、生み出されることがほとんどである。この身体的な硬さは、原始的、防御的なふんばりか、それとも身体的な危機に直面したときに本能的に取り入れる萎縮である。ピークパフォーマンスを発揮するための主要な秘密の一つは、**パフォーマンスの始まる前にも最中にも、**共に脱力し、リラックスの状態でいることなので、硬い筋肉は常に円滑な実行を不可能にしてしまうということである。ＲＳＰＰに苦しむアスリートに、過剰な筋肉の緊張を見つけ出すことは常にできる。無様な転倒で競技を終えるという問題を絶えず抱えているスキー選手は、スタートゲートに入るやいなや、過剰に筋肉が硬くなることに愚痴をこぼしていた。突如、制球能力と自信を失ってしまうソフトボールの投手は、ウォームアップやマウンドで体をほぐすことができないことについて話した。**筋肉を緊張させた状態でスポーツをすると、それがほんの微力であっても、いっそう怪我をしやすくなる。そのようにして、スポーツで怪我をしてスポーツトラウマを招き、また、スポーツトラウマによってスポーツで怪我をするという円環が存在するのである。**

これらすべての身体的、感情的な症状（すなわち、不安感、回避行動、解離状態、混乱状態、パニック発作、身体感覚の過剰意識、ネガティブなセルフトークと歪んだ自己信念、そして身体的緊張）は、トラウマになりそうな状態の、より意識的で目に見える形の副産物である。私たちは、**生命の脅威**として、本能的にこれらの出来事を体験するのだ。投手に返球することや、ゴールでサッカーボールを止めようとすることなどの単純な行為が、どうして生命の脅威である出来事としてアスリートが体験するのかを理解することは、難しいように思えるかもしれない。しかし、**内面的には、まさしくこれが、「闘**

争／逃走／凍りつき」反応が自動的に誘発されたアスリートに起きていることなのである。アスリート独自の個人史や負傷歴が理由で、自分自身が危険な状況にいるものとして認識してしまうのだ。根底にあるトラウマの記憶は、アスリートの意識からは失われているかもしれないが、まるで生命ならびに身体への脅威がまだ現存しているかのように、アスリートは反応し続ける。日常的な状況としてコーチやチームメイト、そして観客に見受けられることを、アスリートが脅威であると反応することで、そのパフォーマンスはさらにダメなものになってしまうのだ。

　忘れてはいけないことがある。それは、私たちが議論してきたトラウマの症状は、引き金となる出来事やトラウマそのものが実際の原因ではなく、**十分に解放する機会が一度もなかったアスリートの神経系の中にずっと閉じ込められてきたエネルギーから発生するということである。**

スポーツにおける「闘争か逃走か」：未完遂の構図

　これまでのスポーツ心理学は、反復性パフォーマンス問題に関わる闘争か逃走かという生存本能を、症状としては長年認識してきたが、原因としては認識してこなかった。ほとんどのスポーツ心理学者が、ＲＳＰＰを抱える人々と取り組むとき、彼らが最初に焦点を当てるのは、「過度の神経質」と呼ばれる、アスリートの内部にある高レベルの不安感に対してである。彼らの理論によると、ある程度の試合前の神経の興奮や亢進（「よい神経質」）は、ピークパフォーマンスにとって必要なものであるが、開始直前に、亢進があまりにも少量であったり、または大量であったりすると、常に基準以下のパフォーマンスを招いてしまうというものである。結果としてほとんどのスポーツ心理学者は、軽減する目論見で、このパフォーマンス不安を直接的なターゲットにする傾向がある。彼らのゴールは、競技開始の直前に、アスリートが最適な神経亢進状態や「ちょうどよい神経質さ」に達するのを援助することになる（私たちは、「神経質でないこと」によってよいパフォーマンスを成し遂げることができるし、それが理想的であると信じるが）。スポーツ心理学者たちの援助とは、アスリートに、まず最初に自分たちの不安感はどこから来ているものかを認識する方法を教え、それから、特定のリラクセーション技法によって、システム的にその不安感を低下させる方法を教えることである。しかしながら、私たちが、ここで概略を述べたように、アスリートの内部にあるパフォーマンス崩壊の不安症は、それ自体で成り立っているものではなく、さらなる深層の体験の表面的な症状なのだ。アスリートがリラクセーションの技法を習得することは有益なことだが、このような意識的な技法だけでは、パフォーマンス不安の水準を**恒常的に**低減させることはない。どうしてであろうか？

この神経質さとは、誘発される「闘争／逃走」反応では必ずしもないのである。よくあるのは、凍りつき反応というサバイバル反応の最終段階の副産物なのだ。「恐怖に身を凍らせている」とき、自分自身を鎮めるために意識的なリラクセーションの技法を使うことは効果がなく、ときにはより凍りつき状態を深めてしまう。凍りつ

従来のスポーツパフォーマンスの覚醒曲線

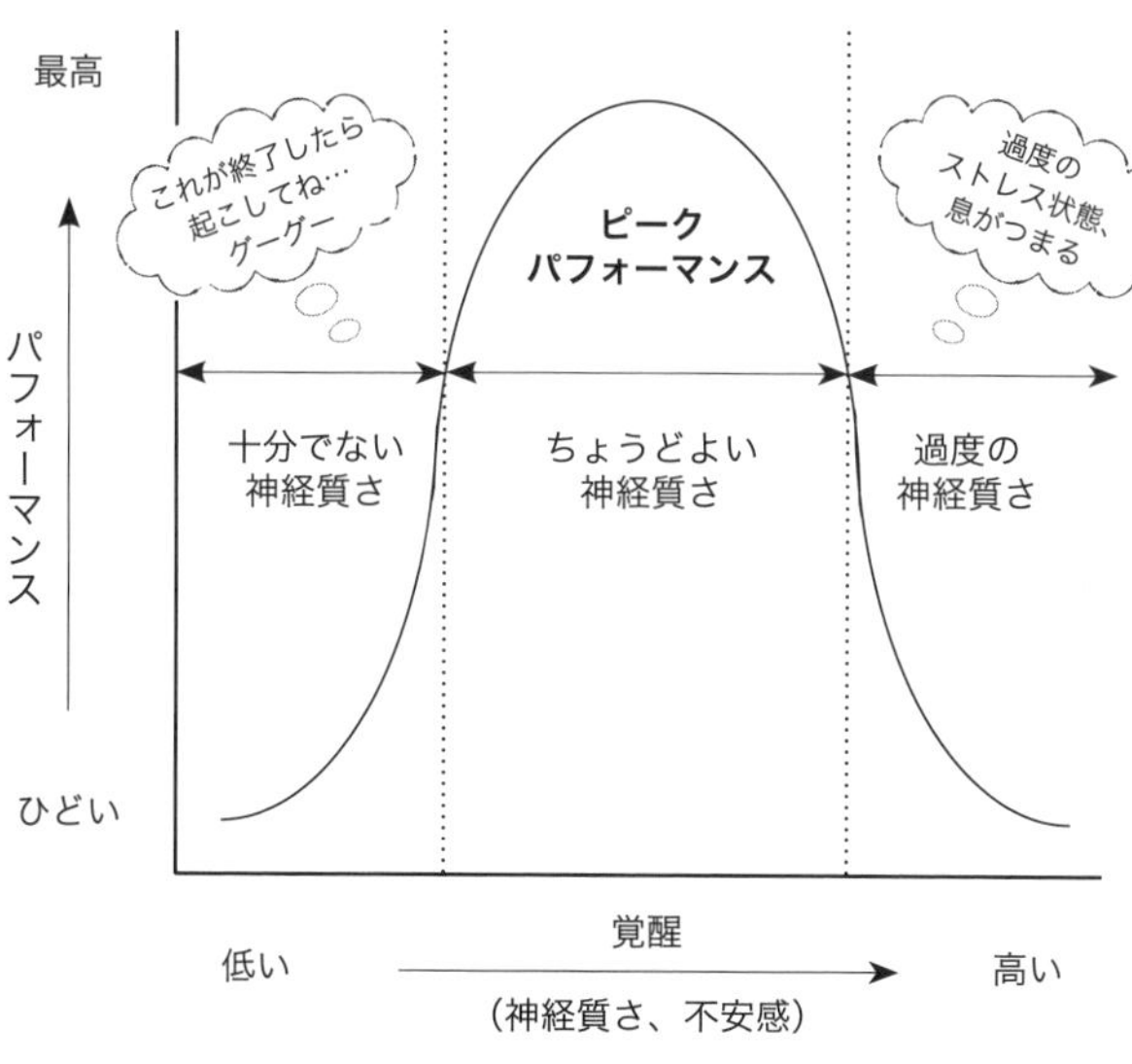

き状態が見つけ出され、解放されることがなければ、それは何度も繰り返されることになるだろう。

どのRSPPの症状においても、パフォーマンスに影響を与えてしまう。アスリートのサバイバル本能は、人間の心と身体は、生き抜くため、サバイバルするために強力に結びつけられている。精巧に磨き上げられたアスリートの心と身体は、最適なパフォーマンスに対応して、強力に結びつけられているのだ。あらゆるスポーツにおいて、パフォーマンス崩壊の問題（息詰まり、スランプ、身動きできないほどの恐怖心、イップスなど）は、サバイバルのための警告が間違って繰り返し引き起こされることから直接的に生じることを、私たちは繰り返し観察してきた。アスリートが依存する反射は、練習での何千時間という技術トレーニングとその反復を通じて、条件付けられたものである。**アスリートが元となるトラウマや怪我と似たような状況に直面するとき、その身体は、「闘争／逃走／凍りつき」反応へと引き込まれ、育ててきたスキル反射は、急速に遮断される。**

たとえば、真正面に打ち返されたライナーで頭部を負傷したことのある投手は、マウンドに立つことで誘発されるサバイバル反射に気がつく。投球には、投手の腕と脚と身体が本塁に**向かう**前のめりの力を伴うが、これがこのアスリートの過去のトラウマの源泉なのだ。投手の**前方に向かう**反射は、さらなるトラウマから自分自身を守るために**避けるように動く**という、力強いサバイバル反射によって取り消されてしまう。

このサバイバル反射は、アスリートの現在の環境におけるいくつものことによって、自動的に再活性化される。ボールを握りながら、また堂々と打席に入る強打者の様子を見ながら、マウンドまで歩いていくというただそれだけのことで誘発されるのだ。ボールがバットに当たる音を聞いたり、真正面に向かって打ち返されるボールを見ることで、そのアスリートのトラウマは再活性化される。たとえば、あるディビジョン1のソフトボールの投手は、ライナーが額に当たるという過去があり、ボールが彼女に打ち返されるときは、球速に関係なく、いつでも反射的にしゃがんでいた。簡単に捕ることのできるライナーであっても、本能的にしゃがんでしまうので、このことは彼女にとってもコーチにとっても特にフラストレーションが溜まることであった。

アスリートは、このような心の内面での葛藤が継続していて、パフォーマンスを困難にしている原因となっていることに、まったく気づいていないのである。アスリートはマウンドに立ち、漠然とした心地悪さを感じるかもしれないし、制球能力、動作、俊敏さに欠けていることには気づいているかもしれないが。２００５年、レッドソックスのマット・クレメント投手は、真正面に打ち返されたライナーで頭部に打球を受け、倒れた。クレメントが数週間後にようやく復帰したとき、再び打球を、今度は脚に受けたのである。その時点から、彼のコントロールは絶望的な出来となり、防御率は、与四球率《よしきゅう》によって低下した。マウンド上では、クレメントは闘争か逃走かのパニック状態と動きの流れを邪魔する凍りつき状態の間で、おそらくは行ったり来たり苦しみ続けていたのであろう。その後すぐに、クレメントは投球するほうの腕を負傷し、故障者リストに入れられた。本章ですでに触れたように、凍りつき反応で硬くなった筋肉は怪我に対してさらに脆弱化するので、このようなことを私たちは頻繁に見てきたのである。どれほど多くのスポーツによる怪我が、硬くなっているとき（確実にアスリートの意識外であろう「微小な硬さ」であったとしても）のプレー中に発生しているものであることが、よく知られていないのだ。

熱いストーブにもう少しで手が届きそうになっている子どもを思い浮かべてみよう。その子どもは、これはやってはいけないことだと即時に学習し、再び火傷をしないように反射的に手を引っ込める。このケースでは、苦痛というトラウマ体験が、子どもに熱いストーブに手を**決して置いてはいけない**ということを的確に教えてくれたのである。不幸なことに、トラウマを抱えた投手には選択肢がなかった。なぜならそれが彼の仕事だったからで、彼にとっての「熱いストーブ」であるマウンドに、試合の開始のたびに、投球のたびに、何度も戻らなければならなかったのだ。ワインドアップから投球を始めるとき、前方に向かうという動作が、後方に引き戻るというサバイバル反射を誘発する。その結果、投手は無意識的に手首や手を引っ込めてしまい、投球の際に、重心が完全に前方に移らなかったり、単純に尻込みしたりするかもしれない。また、ボールをきつくギュッと握ったり、かなり長くボールを持っていたり、あるいはあまりにも早く手放したりするかもしれないのである。ほんの数インチの違いが好投を左右し、このような異常があると、バッターボックスではフィート単位のずれとなるのだ。

前シーズンにひどい転倒で苦しんだ才能あるスキーヤーは、競技中に低い前傾姿勢に保つことができなくなっていた。彼は、スキー板の後方かつ上方に重心があって、滑降時間を大幅に遅くしていることに常に気づいていた。筋肉の記憶やパフォーマンス反射は、低姿勢を保ち、スキー板のエッジの内側に傾斜し、できるだけ早く滑るように精密に調整されてきたにもかかわらず、彼のサバイバル反射は、まさにその反対を行なっていたのだ。すなわち、スキー板の高く、後方に重心を多くことを維持することで、よりゆっくり安全に滑っていたのである。そのような行動は、自分自身との闘いを意味していたとの共通認識を私たちは持っている。

次章では、どのように身体的な傷害が無意識レベルでアスリートの身体に蓄積され、究極的にはパフォーマンス問題として現れるのかを、さらに具体的に示す。カルダーの物語では、身体の本能的、自己防衛的な「闘争／逃走／凍りつき」反応が、どのように才能ある大学生投手の最高のピッチング・パフォーマンスに干渉したのかについて注目していきたい。

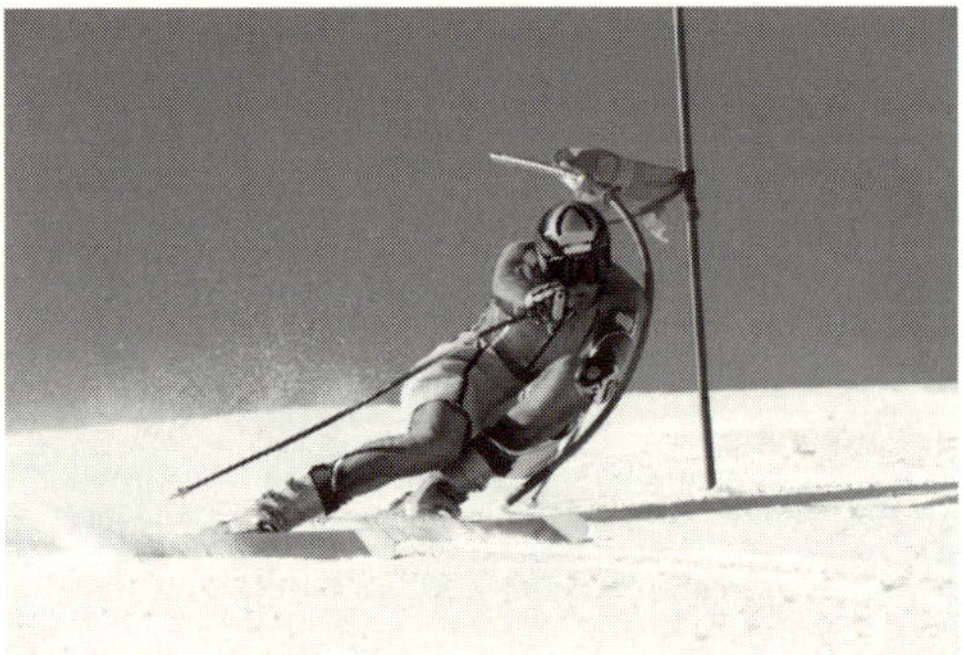

低姿勢でバランスを維持するスキー選手

第4章

カルダーの物語

アスリートの怪我、パフォーマンス問題、そして忍耐力

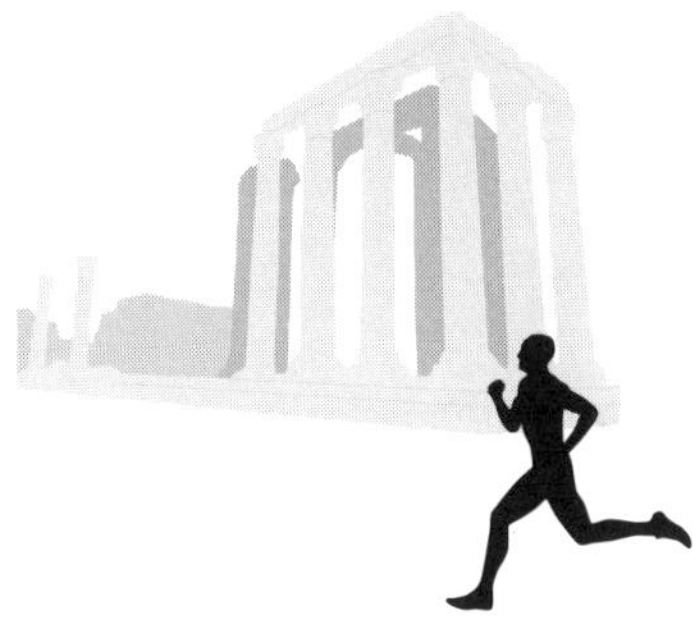

本章では、カルダーの物語を皆さんと共有する。カルダーは大学生投手であったが、1年生のときに、突如、訳もわからぬ状態で制球問題を抱えることになった。マウンド上での彼の苦悩はとても深刻になり、大学で経験を積み、プロ野球で活躍するという生涯の夢を諦めることを考えるまで追い詰められたのである。カルダーの物語は、RSPPの症状の深刻化、RSPPとスポーツ傷害との関係性、そして個人の人生を左右する経験がもたらす役割について、具体的に示してくれる。本章はまた、治療のプロセスが、パフォーマンス問題だけを治療の対象とするのではなく、アスリートを全人的に治療するためには、どのような取り組みであるべきかを明らかにする。カルダーの物語は、数年単位の長期的な治療状況を示してくれる点でユニークである。彼には多くの負傷歴があり、また私（DG）との取り組みの間も繰り返し怪我に苦しんでいたという事実からも、これだけ長期間の治療を余儀なくされた。

　カルダーの物語に関してとりわけ印象深いことは、スポーツ活動以外での生活において、この種の療法がアスリートに深い衝撃を与えることが多いということだ。**パフォーマンスを治すためには、その人も治さなければならないということに私たちは気づいていた。これは、どのRSPPの根底にもある心理的、生理的な傷は人の中に存在するのであり、パフォーマンスの中に存在するのではないからである。**たとえば、**パフォーマンス不安**とは、単純に**パフォーマンスの問題**であり、パフォーマンスに関するある変数（集中力、生理的興奮のレベル、またはネガティブなセルフトークなどのようなもの）を変えることによって修正されるということは、アスリート、コーチ、親にとっては当たり前のことのように思えるかもしれない。私たちの経験では、これは正しくない。重度のパフォーマンス不安であれば、その人の他の生活の面においても不安感が存在するのであり、それゆえに、アスリートが受ける心理的援助は、パフォーマンスの困難だけを対象とするのではなく、より重要なこととして、その問題に苦しんでいる人を直接的に扱うことが不可避なのだ。適切な心理的援助を得ると、内面で深い変化が引き起こされ、アスリートは単純によりよいパフォーマンができる人ではなく、より幸せで健康な人でいられるのである。

カルダーが初めて私（DG）に紹介されたのは、西ミシガン地区のディビジョン2に属するグランドバレー州立大学の1年生の春学期であった。高い期待を背負って、その前の秋にグランドバレーに入学していたのである。才能に恵まれ、真面目で、練習熱心なアスリートで、身長198㎝、体重98㎏、右利きで、適度な球速と強肩を持つ制球に優れた投手であった。彼は高校野球チームのスターであり、大学レベルでも同様な貢献ができると信じていた。高校チームのコーチは、同じ思いを共有していただけでなく、この卒業生は大リーグでも活躍できるだけのものを持っていると感じていた。生まれてこのかた息子のピッチングコーチであった彼の父親も、同様の思いを持っていた。カルダーは、グランドバレー大学から強い勧誘を受け、部分奨学金が与えられ、類い稀なる「本格的な新人」として先発ローテーション入りをするというインパクトを与えることが期待されていた。

カルダーは、1年生時の秋リーグで好投し、速球は初めて90マイル（145㎞）に達しようとしていた。しかしながら、投手としての初期に、制球が安定していないことに彼は気づいたのである。当初は、たまに的を外すくらいで深刻なことは何もなかった。しかしミスが増え始めるにつれ、練習前でも最中でも、不安感が増してくる体験をし始めたのである。このような不安感は、高い期待感や、コーチからのプレッシャー、かなり高レベルで野球をしていたという意識などによってさらに悪化した。人生において初めて家族から離れていることが、彼のストレスを強めることになった。

不安障害を根底に抱えながら成長してきたので、カルダーにとって不安感は新しいものでなかった。子ども時代は喘息に苦しみ、呼吸する際の辛さが不安感を増幅させた。喘息で何度か地域のER（緊急救命室）に運び込まれ、病院に対しては恐怖心が染みついていた。15歳のとき、まだ自宅で生活していた時期に、最初のパニック発作を経験したが、その発作やその後の発作にも対処することができた。

不思議な制球問題へのカルダーの反応は、典型的なものであった。すなわち、野球場の内外でそのことが頭を離れず、投げるたびにさらに悪化するのではと心配したのだ。投球の悩みは続き、RSPPに向かうほとんどのアスリートと同様な反応をした。つまり、その問題を治すために、「さらに過酷な練習を試みた」のであった。1人での練習時間を増やし、ときには腕に痛みを感じるまで練習することもあった。マウンド上では、ボールの「ねらい」を定め、よりよい場所に投球をコントロールしようとした。予想できることではあるが、よい場所に投げようと思うほど、そして意識的に投球を厳しくコントロールしようとするほど、身体は硬くなり、コントロールはさらに悪化した。このような試みの失敗が積み重なるにつれ、四六時中、投球について考えるようになっていったのである。カルダーの投球の障害は、身体的には右手が中心になっているようであったが、その箇所から前腕へと硬さが放射されているように彼は感じていた。

秋リーグは、家族や友人の前でプレーする終盤の3試合、紅白「ワールドシリーズ」戦へと進み、好投した。しかしこれは嵐の前の静けさだった。毎回投球開始前の5、6時間、彼は高まる不安の波と戦っていたのである。チームメイトやコーチが自分のことをどう思っているのかが心配でならなかった。才能を見込まれて入団したものの、現在は才能を発揮できないことに罪悪感を感じていた。絶え間なく頭の中を駆け巡る「もし〜したら」という思いに、カルダーは**とり憑かれた**のであった。「ストライクゾーンを見つけることができなかったらどうしよう？」「さらにバッターにぶつけたらどうしよう？」「マウンド上でパニック発作になったらどうしよう？」

このような心配は、非常に多くの恐怖心を生み出し、そのような日には投球を避けるための方法をあれこれ考えた。人生においてまさに初めて、以前は試合が近づくことの一部分であった喜びやワクワク感が、強い恐怖心に取って代わったのである。

カルダーはマウンド上で、高まる疑念、不安感、そして身体的な緊張を身体が乗り越えられるように、ポジティブなセルフトークを使うことで事態を転換しようと試みた。数年にわたり、数えきれないくらいバッターを抑えることに成功してきたことを、自分自身に繰り返し思い出させた。カルダーは、自分は外からの影響は受けないと自分自身に語りかけ、「落ち着け」「リラックスしろ」「呼吸しろ」と自分自身にコーチした。ポジティブ思考と自信という壁の奥に、自分を守ろうと試みたのであるが、自分自身に何を言おうとも、その壁は彼の周りでぼろぼろと崩れるのである。彼のポジティブ思考は、どのようなときにでも彼を飲み込もうと脅かす疑念や不安感に対しては、効果のないことが証明された。

高校3年生のとき、プレーオフでのマウンド上で、最初の不安感の症状を体験した。不安感というものは、それ以前の彼の野球の世界には一度も侵入してこなかったものであった。しかし、カルダーの神経質は、ほんの1イニングか2イニング続いただけで、投球にネガティブに影響することはなかった。大学1年生の秋学期に、投球はより大胆になったのだが、しかしながら、頭の中の「悪魔」が、この高校時代の事故が大学で再び起きるかもしれないと告げ、思い出させたのであった。

カルダーは、大きな事故もなく、そのシーズン最後の「ワールドシリーズ」を通してやり遂げた。実際、第3試合、最終試合ではかなり素晴らしい投球で、勝利を手に入れたのである。外面的にはそれなりの投球をしていた事実とは裏腹に、内面的にはすべてがうまくいっていなかった。彼は、何か自分はおかしく、なぜかまたコントロールを失うようになるかもしれないという気持ちを振り払うことができなかったのである。心配するほど、ボールを投げるほうの手と腕はさらに硬くなった。

1月の初め、クリスマス休暇から大学に戻ってきた1週間後、状況はさらに悪化しているようだった。カルダーとチームメイトは、十代半ばの子どもたちのための野球キャンプの運営をするコーチ陣の手伝いをした。カルダーは本塁の後ろで捕手役をし、グランドバレーのヘッドコーチから指示を受けた15歳の少年の球を受けた。その少年の最初の投球に返球をしたとき、ボールは、少年が伸ばしたグローブより1.5m も離れたところにいってしまったのである。カルダーはものが言えないほど驚いた。まるで別人が自分の腕からコントロールを奪い取り、わざと投球動作に介入したかのように感じたのだ。彼はショックと恥ずかしさを感じた。彼の最悪の悪夢がついに現実となったのである。

少年の2投目をキャッチしてから、カルダーがボールを手放すときに、再び、同様のコントロールを失った感じがあった。今回は少年投手の面前で、バウンドした返球をしたのである。不安感の波が押し寄せて、思考は鈍り、視界はぼやけ、呼吸は詰まり、彼は波に飲み込まれてしまった。自分が金魚鉢の中にいて、自分の恥ずかしい失敗を体育練習場の皆から目撃されているように感じた。3投目の返球が、投手の頭上高くに飛んで行ったとき、不安感の門が開いた。彼の心臓は、ドキドキし始め、めまいを感じ、「朦朧《もうろう》」とし、ただちにこの体育練習場から逃げないと気絶するに違いないと感じたのである。

人生のかなり初期のころ、カルダーはボールを投げることができず、心の奥底までショックを感じたことがあった。彼は体調が悪いとコーチに言い訳をつくり、急ぎ練習場から抜け出した。恥ずかしさと不安感で溢れていた。後になって、親友が彼のところにやってきて、「外に出て何をやっていたんだ？　皆に対してどんなに恥ずかしいことかわかっているのか？」と半ば文句を言ったことは助けにはならなかった。その日の残りをぼやっとした状態で過ごし、起きたばかりの出来事で疲れ切ってしまった。そして、「投手にさえ返球できないのに、どうしてストライクゾーンに投げることができるだろうか？」という疑問にとり憑かれたのである。的に投げられないことの心配が、正確な球を捕手に投げられないことへと変質したのだ。突然、チームメイトの近くにいることが恥ずかしくなり、彼らの前での投球を怖れるようになり始めたのである。

2、3日の後、カルダーの不可解な悪夢は続いた。室内でのウォーミングアップの間、バッターを立たせて捕手役のコーチに投球したのだが、コーチのミットにボールが収まらなかったのである。ボールをバウンドさせるか、バッターの頭上に投げるかであった。同じ日に、今度はバッティングケージの中で実際のバッターたちに投げなくてはならなくなった。奇跡的にカルダーは何とか自分を落ち着かせ、ちょうどうまい具合にウォーミングアップしているように見えた。しかしながら、今、すごい経験豊富なバッターたちに対して投げなければならないという思考が、不安感を再び活性化させた。投げた50球のうち、たった2、3球がホームベース上を越えただけで、他の球は、ストライクゾーンを大きく外した。このとき、カルダーは数多くのクラスメートに球をぶつけたが、このこともかなり大きく彼に影響を与えた。チームメイトにバットを振らせるようなよい球を投げられないどころか、投げられたのは、むやみやたらにバウンドする速球だったのである。

カルダーの不安感は、この非現実的な体験から急上昇し、再びめまいが起こり、かすむような感覚になった。それはあたかも自分が身体の外に出て、恐ろしいショッキングな出来事を観察しているようなものであった。投げることは彼の生活においていつも行なっていることで、安定感や自信やアイデンティティのための頼みの綱だった。それが今、なぜだかわからず、どこかに行ってしまったのだ。

2月までにカルダーの投球は、4、5mもボールを投げることができない地点まで悪化していた。その1ヶ月後、コーチ陣は、彼をそのシーズン中、試合に出さないことにしたのである。コーチの決定にカルダーがものすごく救われたのは明らかであったが、このような反応をする自分自身に嫌気がさした。シーズンが進むにつれ、腕が痛むなどと訴え、チームの皆の前で投球することを避けた。その代わりに夜遅くに抜け出して、腕が痛くなるまで壁にボールを投げていたのである。しかしながら、この「もっと厳しいことをする」という信用されてきた対処方略は、むしろ「壁に自分の頭を叩きつけている」ように感じられたのであった。

カルダーの投球問題は、彼にもコーチにも家族にも完全に不可解なものであった。これほど才能、球速、制球に恵まれていた経験豊かな投手が、4、5mの距離に正確に球を投げられない人間になるようなことが、どうしてありえるだろうか?

カルダーの謎への答えは、スポーツの持つ本質の中に見つけ出すことができる。スポーツとは遊戯具のピンボールのようなものであり、要するに**動くこと**である。他の動くアスリートや動かない標的に最終的にぶつからずに、**動き続ける**アスリートでいることは不可能である。転倒や、間一髪の恐怖、そして怪我は、動き回るスポーツ体験において、当たり前のものであり、ときには痛ましい部分である。どのアスリートの経歴も、無数の身体的、感情的なトラウマで散りばめられている。アスリートは、これらの競技による混乱に悩まされることに対して脆弱であるが、それはアスリートが走り始めたとき、ボールを投げ始めたとき、野球のバットやゴルフのクラブやテニスのラケットを振り始めたときから発生し、これまでのスポーツ人生のすべてを通して続いているのである。もちろん、怪我は、競技場やトラック、またはコートだけに限られるものではない。アスリートはスポーツ以外の日常生活においても怪我をする。しかしながら、怪我を引きずる可能性は、スポーツ中の運動によって高まるのである。

本書を通じて議論してきたように、**アスリートによって維持される生理的、心理的なトラウマは、臨界量に達するまで身体の中に無意識に経年的に蓄積されるのである。**これは、明らかにカルダーの症例に当てはまるものであった。カルダーの不可解なコントロール問題は、RSPPのように、トラウマや怪我がベースとなっているのである。

身体的、感情的な混乱した体験は、他の人生における出来事を通じて自然に処理されるものではない。アスリートの脳と身体のシステム内で、完全に「冷凍保存」されているのである。視覚的、感情的、身体的、心理的構成要素を伴うこれらの処理されない体験は、後に現れる反復性のパフォーマンス問題の目に見えない種子を形成する。

これがいつ、どのように起きるのかは、アスリートの個人史やトラウマ史、遺伝的情報、個人の強さや脆《もろ》さを含む様々な要素に依る。その根底には、うつや不安症、そして親、家族、コーチとの人間関係のような心理的問題があるのだ。

結局、アスリートは、イメージ、不安感、身体的緊張、そして自己疑念の出現を引き起こす重大な出来事を体験する。引き起こすものは、また別の怪我、コーチや親や家族との揉めごとの体験ということもある。カルダーの場合は、単純にプレッシャーが高まった状況でパフォーマンスしなければならないということであった。アスリートは、過度のパフォーマンス不安や減少した自己信頼感に苦しんでいる自分に突如、気づくのである。おそらく、スポーツをこれまでやってきた中で初めて、自分の役割を成し遂げたように思えないのだ。アスリートは、自分の身体をコントロールできないようであり、基本的で単純な役目（以前は、完璧に、考えずにできていた動作）を遂行することに難しさを感じるのである。

以上が、カルダーの物語である。最終的な原因は、大学野球でより高レベルのパフォーマンスを示さなければならないという強度のプレッシャーだった。このより大きな舞台で活躍するという期待感が、長年にわたって彼の意識下で熟成されてきた問題を表面化させたのであった。カルダーの個人の生育歴ならびに負傷歴の中の出来事が、結局はのちの反復的な投球問題が出現する基盤につながったのである。

5歳のとき、カルダーは、何度もＥＲ（緊急救命室）に運ばれる重度の喘息に苦しんだ。この発作は、彼に逃げ道はないという感情を植えつけた不安感を伴うものであり、病院を怖れる気持ちの原因にもなった。この恐怖心は大学を卒業する前年まで残り、私たちの治療中に消え去った。

カルダーの最初の怪我は酷使が原因であり、リトルリーグのときに起きた。彼は同時に3チームに登板し、**投球する腕の肘に重度の腱炎**を引き起こした。すぐに回復はしたのであるが、このような外傷で腕が脆弱となり、将来の問題となったのである。

15歳のときには、祖母がカルダーの家族と一緒に住んでいた。彼は祖母との間に親しく愛に満ちた関係性をずっと持っていた。祖母は、うっ血性心不全と脊髄性小児麻痺に苦しみながら引越した。脊髄性小児麻痺は、引越し後、2、3ヶ月で死へと急き立て、それは大学2年目を迎える直前のことであった。このことは、彼にとって大きな喪失感を与えた。人生において常に重要な一部分であったからである。祖母の病気と死は、彼の最初の不安感の発作と関連していた。その年の秋学期が半分経過したとき、若手アメリカンフットボール二軍の先発のクォーターバックとなった。祖母を失ったことからの不安感は、プレッシャーの下でやり過ごす能力に影響を与え、試合中での「大きな不安発作」と自分で呼ぶものを焚きつけるのであった。クォーターバックであることのプレッシャーを手なづけられないことや、それ以降の投球問題は、後になって私たちのワークで解明される。

大学4年生のとき、代表チームの先発ワイドレシーバーに選ばれた。大きな試合で、パスされたボールを引き寄せようと飛び上がったのだが、そのジャンプの最も高い地点で、ディフェンダーに弾き飛ばされた。その一撃の力で回転し、投球するほうの肩から、まともに地面に落ちることになったのである。その衝撃から重度の脳震とうを被ることにもなった。彼を診察した医師は、肩には構造的な問題はまったくないと考え、短期の理学療法を受けるよう処方したのであった。

翌春の初め、一塁手をしているとき、カルダーはボールを追って、フェンスに突入した。その衝突で投げるほうの手の中指を骨折したのである。**医療的な知識の欠如から、1年以上、その骨折に気づくことはなかった。**結果として、彼の指は常に腫れ上がり、ボールをしっかりと握ることができなかったのである。高校3年生と大学1年生の2年間、このような診断されない怪我をしたまま投球していた。

グランドバレー大学の1年目の4月は、感情的に低調な時期であった。彼の父親は、投球問題で息子を助けることができるような人物を探すことに決めた。父親は、イップスについて調べているうちに私のウェブサイトを見つけ、ただちに予約をとった。この時点までカルダーは希望をなくしていた。試したことの中で、問題を扱えることの手助けとなるものは一つもなかった。それどころか事態は着実に悪化していた。彼は心理学者に懐疑的になり、電話で誰かと話すことが自分の問題解決に役立つとは思えなくなっていた。自分の不安感は制御できないように感じられ、そのことについて、赤の他人とは絶対に話したくはなかったのだ。

カルダーは不安感のスパイラルに囚われていた。それで、私の最初の目標は、彼が落ち着けるように援助することになった。広くスポーツ傷害と個人の生育歴を取り上げた。初回セッションで、祖母の死が、彼の不安感を無言で維持させている主要なトラウマであるように思われたからである。

私たちは、不安感の現在の原因にも焦点を当てた。すなわち、制球力の喪失である。２つのトラウマ性の投球体験を扱うことによってこれを行なった。その最初のものは、1月の初めに練習で捕手役をやったときの恥ずかしい制球の喪失であり、２つ目は、その後、グランドバレー州立大学のチームメイトに対して乱調な投球を見せたことであった。

トラウマはアスリートの脳と身体の中でブロックされてしまうので、私のねらいは、動揺する体験を処理し、不安感を減少する援助であった。このワークの初期段階においては、改善に向かう前に、さらに事態が悪化することは珍しいことではない。プロセス中は一時的に活性化を促すので、忘れられたトラウマが表面に浮かび上がることがよくある。カルダーのケースでもそうであった。最初に２つの誘発させる出来事に取り組んだとき、彼の不安感や自信の欠如が当初は突出していた。しかしながら、幼少時の怪我や不安感のいくつかを処理していくにつれ、事態はポジティブに移行し、苦悩のレベルも減少していったのである。

私たちに相談するほとんどのアスリートの場合と同様に、カルダーとのワークでも現在の問題を扱い、また不安感が噴出する将来の状況を予期しながら、それぞれのトラウマに焦点を当てることを加えていった。プロセス中のアスリートの生理学的体験に特に注目するのである。トラウマ性の体験をどのように感じるのか、アスリートはその瞬間、身体的にはどこでそのトラウマを感じるのかということは、私たちのワークにとって決定的に重要なことなのである。どうしてかって？　**なぜなら、イップス、不安感、ブロックなどを無意識的に生み出す身体的な怪我は、通常、それらをプロセス中のアスリートの肉体によって明らかになるからである。**このような頭から抜け出し、身体に調和していくプロセスによって、カルダーに把握するための時間を与えることにつながった。彼が描写したように、「頭の中の声量を下げ、身体の中のかすかな合図を認識することは、芸術的なやり方だった」のである。

身体に焦点を当てた1つの例は、マイクロムーヴメントであった。カルダーは、きわめてゆっくりとした動作で、投球動作を再演するようにガイドされる。私たちは、このように怪我を再体験するようにアスリートに依頼する。衝撃的な出来事のちょっと前、その間、そしてその後の動作を身体的に再び創り出すのである。アスリートがこれをするにつれて、身体全体を通して、反射的な痙攣、凍りつき、緊張の箇所に気づき始める。カルダーがそれらのいくつかに気がつくと、即座にその体勢が保持され、そこでの感覚に焦点を当て、続いている内的なプロセスを観察することになるのだ。これらの反射的な痙攣や凍りつきの多くの背後には、他の忘れられているスポーツトラウマが横たわっている。これらのトラウマを解放することによって、マイクロムーヴメントは、だんだんとスムーズになっていく。このエクササイズのねらいは、身体に沈黙状態で保持されている多数のブロックを深いレベルで解放するところにある。

ワークは進展し、カルダーは夏の間、実家に戻ることにした。不安感が少なくなったのである。しかし、物事はわずかによくなっただけであった。グランドバレー州立大学のコーチやチームメイトから離れて、ゆっくりすることができ、投球もだんだんと改善していった。再びマウンドで投げられるようにはなったのだが、以前の姿は見る影もなく、彼は打ちのめされた。夏リーグに登録したが、ギリギリに認められるレベルの投球であった。速球の球速は16㎞遅くなっていて、制球も悪く、多くのバッターを歩かせ、何本かヒットも打たれた。ボールは、彼の頭では変な感触がしていて、反射的によりきつく握っていたのである。このあまりにも強いグリップのせいで、ボールのリリースポイントがおかしくなり、高めに投げたり、ショートバウンドを投げたりすることの原因となっていた。カルダーが覚えている限り、ずっと野球は自分の手の一部のように感じていたが、その突然の異物感が心配の広範囲な源泉《ソース》となったのである。

7月後半、投げるほうの手の骨折した指を修復するための手術を受けた。すべての手術は、脳と身体にとって身体的にも感情的にもトラウマとして体験され、そのように蓄積される、ということに再び注目することが大切だ。したがって、これらの効果は、他の怪我と同様に処理される必要がある。私たちは、再びマイクロムーヴメントを使ったが、それは手術のトラウマや、のちにその後遺症を処理することを見越してであった。大学2年目の新学期で大学に戻る前の8月までに、カルダーの手は100％治った。

秋リーグのためにグランドバレー州立大学に戻ったとき、カルダーと赤いユニフォームのチームメイトは、チーム結成のために再び、適正実技テスト《トライアウト》を受けなければならなかった。それに備えて、私たちは彼の予期不安に焦点を当てることにした。カルダーはトライアウトの10日間の間をこなすことはできたけれども、投球は悪く、次点で選抜メンバーからは外された。アメリカ国内の多くの高校や大学課程ではありがちであるが、足切りのプロセスは非情で、個人的な事情は考慮されない。カルダーの横に座り、プログラムの決定を説明するために時間を割いてくれるような人は1人もいなかった。サンディエゴ・パドレスのスカウトの推薦状をもらい勧誘を受けていたことや、彼の能力が他の新人より頭一つ抜きんでていることなどは重要ではなかった。このように拒絶されたことは、また新たな強力な感情的なトラウマであり、自分は無残で無価値であるというように感じさせたのであった。

感情的な苦痛と不満にもかかわらず、カルダーは野球をやめようと考えたことは一度もなかった。事実として、高校時代のアメリカンフットボール時代に遡る受傷をした肩について知らずに、ずっとピッチングしていたのだ！

身体のどこかの部分に対する怪我に耐えるとき、自然な防御反応が、身体の部分を安全に保つために、負傷箇所が引き金となる。カルダーの場合、右肩への圧力を「軽減しよう」とする衝動か、もしくは、身体から右肘が離れないようにしようとする衝動を引き起こしたのである。**この自己防御反応は、アスリートの意識外で作動し、可動部分やコントロールに壊滅的な影響を与えるのだ。**「まったく投げることができない極限状態にいる」と、カルダーは無意識的に衝突時の肩の感覚記憶に反応していたのである。投げるほうの肩は、「ボールを投げるのは危険だよ」と彼に自己防衛的に語りかけていたのである。

グランドバレー州立大学のチームから落伍したのち、ただちにプレーのできる他のチームを探し始めた。それからまもなく、グランドラピッズ・カレッジ（略称GRCC）に転入した。国内でも屈指の野球プログラムを持つ短期大学の一つとして讃えられている学校である。2年時の春学期にはGRCCに通い始めた。コントロール問題と不安感は、前年ほど悪くはなかったが、どちらもまだ活動的であった。カルダーは物事を好転させようという望みのないことを試み、練習に参加し、自分の身体を痛みつけることを続けることを自らに強いたのであった。フロリダへのチームの春の遠征の直前に、状況は悪化した。

カルダーはバッティングケージの中で、新しいチームメイトに対して室内投球をしていたが、不安感が突然、急上昇した。神経質さが過敏になり、閉所恐怖症を感じ、人目に曝されている水槽の中に戻されたようであった。さらに不安感が増すと、弱い制球能力が霧散し、バッターにぶつけ始めたのである。GRCCのヘッドコーチは、荒っぽい古いタイプのコーチであり、チーム全員の前で彼を叱責したのだ。「こらお前。ふざけたことはケージの外でやれ。さもないと無事ではいられないぞ！」。

カルダーは恥ずかしさで気持ちが高まり、腕を冷やしてくれるトレーナーの方に向かった。この体験はかつてなく気分を落ち込ませるものとなり、絶望感と憂鬱感に打ちのめされた。両親と話したのち、彼は腕を医学的に調べてもらうことを決めたのであった。

彼は肩鎖関節離開であるかもしれないと考える外科医に診てもらった。そのとき、肩の専門家として著名なアラバマ在住のジェームズ・アンドリュー医師にセカンドオピニオンを求めた。アンドリュー医師は、肩の関節唇の断裂が問題であると診断し、ただちに手術を受けることを推奨した。しかし、そのような短期間での告知では、保険で手術代はカバーされない。そこで彼は実家に戻り、アメリカンフットボールでの負傷の後に彼を診た最初の医師に肩の再検査をしてもらったのである。1ヶ月後、その医師による関節鏡視下手術が行なわれ、肩関節唇が実際かなりの損傷を受けていたことが発見された。カルダーは、投球の問題は単に心理的な理由であると長らく思っていたのだが、自分の怪我の深刻さを発見し、ショックを受けた。GRCCのコーチの面前での壊滅的状態、肩の怪我、手術のトラウマなどのトラウマ性の出来事を、私たちはプロセスし続けたのである。

10月中旬までに、カルダーは投げられるまでには回復したのだが、大きな手術から復帰するにはまだ時期尚早であった。その結果、右肩は投げることでストレスを受け、知らないうちに再び肩関節唇を断裂した。振り返ると、この2度目の断裂は、最初のものよりかなり悪化していた。カルダーはそれを痛みよりも弱さとして受け取った。この怪我の結果、全力で投げるときには、肩は部分的に脱臼するようになった。このようなことが通常的に起こり、ときには1回の登板で2、3度、つまり、1シーズンにわたると30~40回も起きるようになった。しかしながら、彼の肩は脱臼したままになることはなく、自動的に元の位置に戻るのであった。

カルダーは関節唇が断裂したままであることを知らずに、春期リーグのためGRCCに戻った。肩に抱える弱点が表に出てこなかったので、上手く付き合いながら活躍することができたのである。カルダーは、制球能力を失うことをまだ怖れてはいたが、私との継続中のワークは、何とか扱えるレベル内で不安感を安定化することに役立っていた。肩の怪我を抱えてはいるものの、制球されたボールを、パニックにならずに投げられたのであった。しかしながら、その野球シーズンが進行し、彼の肩は外れたりすることを繰り返すにつれ、投球中に自分を弱く感じることが増え、痛みも増してくるように感じ始めた。何かがおかしいとわかったので、カルダーは最初の肩の手術を行なった医師のところに戻った。今回、外科医は、肩の関節包を固定する解放術式を実施することを決断した。外科医が肩を開くと、関節唇がかなりひどく断裂していることがわかったのである。

続く夏シーズン、リハビリを通じて、カルダーは「95％まで回復した」。また再び、制球力を伴って、不安感のない投球ができるようになったのである。カルダーはまるで野球において生まれ変わったように感じ、心の裏にあるしつこい不安を脱ぎ捨てたのであった。私たちはこの混乱の年から、現在のものと同様に過去のトラウマを効果的に処理していった。カルダーは、自分自身が好調であると感じ、残り2年の選手資格の期間を過ごすべく、ＮＡＩＡ（全米インカレ体育協会）に所属するアクイナス大学に入学したのであった。

アクイナス大学での秋リーグは、怪我やパフォーマンス問題もなく、終了した。しかし、クリスマス休暇前に、ブルペンでの練習中、カルダーは肩から裂ける音がして驚愕した。「木の幹から枝が剥がされるような音だった」と彼は言っている。投げ続けると、突然、肩が脱臼し、外れたままの状態となった。それはかつて体験したことがないほどの痛さであった。しばらくして、肩は自然と戻ったが、さらに不快にさせる原因にすらなった。カルダーは、オーバーヘッドからサイドスローに投球動作を変えるように勧めた外科医ところに戻った。医師のアドバイスに従っている2週間の間に、5、6回、痛い脱臼を体験した。

しかし、驚くべきことに、肩は脱臼し続けたが、制球問題は起こらなかった。身体的には、肩はかつてないほど悪化したのだが、心理的には落ち着いていて、集中していた。この時点で、セカンドオピニオンをもらう決断をし、州外にいる最高の肩の専門家に相談した。クレイグ・モーガン医師は、メリーランド州のデラウェア地区で開業している、数多くのすぐれたプロのアスリートの外科医であった。モーガン医師は、肩の関節鏡検査の手順の開発者であり、ほとんどの外科医が従うプロトコルを書いていた。医師が、関節鏡でカルダーの肩を検査すると、以前の2度の手術はかなりひどいレベルであったことがわかった。

モーガン医師は肩を手術した。これはカルダーにとって、3年間で3度目の外科手術となった。次の3ヶ月を集中的にリハビリに費やした。全快まで18ヶ月かかるとされ、この最も最近の外科的処後の夏の中盤までに、また振りかぶっての投球をしていたが、不安感や制球にまったく問題はなかった。肩の筋肉強化に取り組み続けたのである。他のときと同様に、この外科手術で残っているどのような生理的、感情的な影響も処理する援助を、私たちのワークの目的とした。

カルダーは秋を通じて肩の強化を続け、ついに正しい方向に向かっているように思えた。クリスマスまでに、球速は、80マイル（約130㎞）台にまで回復し、制球も「見違える」ほどよくなったのである。それは再び大学で活躍し、プロ野球からドラフトにかけられる舞台に戻ったようにも見えた。過去3年以上にわたって、身体的にも、感情的にも地獄に行っては戻ってきた。苦しみが彼を夢から遠く離してしまったので、元に戻れる方法を見つけることができるかどうか疑問を感じることもしばしばであった。この過程で、3度の外科手術、そしてリハビリに耐えられないほどの恥ずかしさ、カルダーは耐えた。私たちの取り組みの結果、「より賢く、より幸せで、より感情的、社会的に適応能力のある人物」になったかのように、カルダーは感じたのであった。

しかしながら、翌年の2月、数ヶ月ぶりに投げるほうの手に痛みを感じ始めた。また、肩がごりごりし、スポーンと外れる音にも気づいたのである。その結果、カルダーは全力で投げる時間が制限されるようになった。10分間投球練習の間、右肩が以前とまったく同じところで痛みを伴って脱臼したのである。カルダーには、自分の野球での夢が終わった瞬間であることがわかった。地元の医者に診てもらい、肩の関節はまだ正常な位置にあるが、肩の靭帯が伸びたか、もう一度裂けたのであろうと診断された。

カルダーは残酷な現実に直面した。それはこれからずっと向き合っていかなければならないとわかっていたものである。もし投げ続けるとすれば、肩に取り返しのつかないダメージを与える危険性があり、それによって、通常の日常的な機能すら妨げるかもしれない。彼は慎重な決定を下し、選手として引退した。その代わりに春のシーズン中、手伝いをするためにチームに残ることを選択したのであった。

その後、幸せな野球生活を送ったという結末ではなかったにもかかわらず、投球のイップスの体験は、カルダーの人生を完全に変えるものであった。「それは実際、僕に起こりえた最高の贈り物だったよ。なぜならそのおかげで自分の不安感に直面せざるを得ない状況になったから。僕にとって野球がそれほど大切なものでなかったら、不安感のすべてと取り組もうなんで決して思わなかっただろうね」と彼は言う。人として素晴らしく変わった。体験を経て、より穏やかに、幸せそうに、そしてバランスのとれたように感じられるのであった。カルダーは大学の学部課程を卒業し、心理学の修士課程を修了したところである。将来、アスリートとワークし、自分が体験したのと同様なパフォーマンスの悩みを克服できるよう、援助することを計画している。

カルダーの物語は、効果的にＲＳＰＰを解消する際にアスリートの身体的、感情的な健康が大切であることを示す典型的な実例であった。次の章では、重要でありながらもよく見過ごされることのある、人としてのアスリートという概念について吟味したい。よくあることだが、コーチ、ファン、そして親たちまでも、アスリートのパフォーマンスや特定のパフォーマンス問題に過度に焦点を当てる。このようなことが起きると、アスリートとは、ユニークで感情を持つ一人の人間であるということを見失ってしまうのだ。このように人間扱いしないことの結果として、アスリートはさらに感情的な傷害に苦しみ、反復性パフォーマンス問題は継続し、悪化する。アスリートと直接関わる人たちがアスリートの感情的な健全性を最優先にすることなしには、多くのＲＳＰＰは下降スパイラルから抜け出すことができないのである。

THIS IS YOUR BRAIN ON SPORTS

第5章

RSPP（反復性スポーツ・パフォーマンス問題）と一人の人としてのアスリート

競技の成績が私のすべてではない

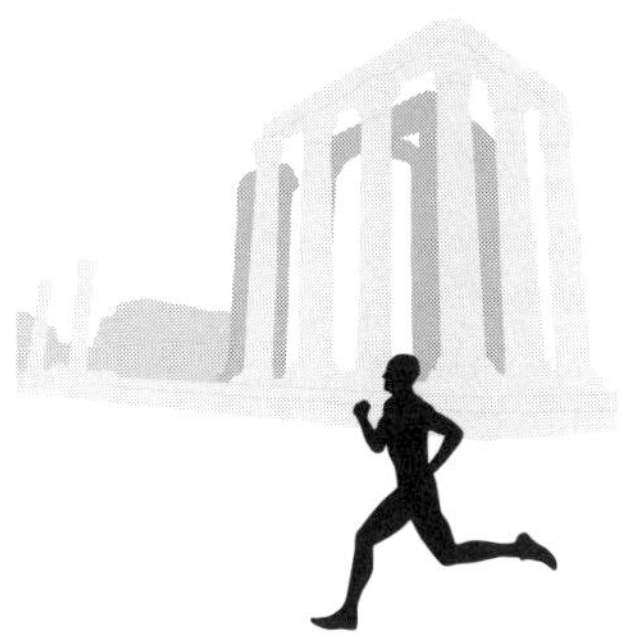

THIS IS YOUR BRAIN ON SPORTS

偉大なコーチの際立った特徴とは、指導するアスリートと強く**健全な**関係性を築くという点である。このようなコーチが選手たちの健全さを**心から大切**に感じており、その関心がパフォーマンス以外の領域にも及んでいることは明らかだ。そこにはアスリートの競技場外での生活のあらゆる局面が含まれている。たとえば、このようなコーチが学業を大切にするのは、ただ単にそうでないと競技に不適格になってしまうからだけではない。よい教育の価値を理解しているからこそ、アスリートの学業成績を真心から気にかけるのだ。このようなコーチは、自分が育てるアスリートに、競技人生が終わってからも人生で成功していってほしいと願っている。総じて、アスリートが人として何を感じているかを気にかけ、アスリートにとっての最良を望んでいるのである。

このようなタイプのコーチは、**自分の育てる選手たちをまず人として、その次にアスリートとして見る。**選手にも気持ちがあり、欲求があり、夢があり、そういうものが競技と交錯し、ときには衝突するものだということを理解しているのだ。アスリートと信頼関係を築くことの重要さを知っているので、信頼を得られるような態度で振る舞う。また、アスリートが心地よく学べ、リスクに挑戦していけるような安全な環境をつくる大切さも知っている。このようなコーチは、安全な中でこそ、アスリートが真にリラックスし、集中し、最適な力が発揮できるということを直観的に知っているのだ。

一流のコーチというものは、他の同業者よりも、自分の仕事をより広範なものとして捉えているものである。彼らは自分の役割を、**アスリートが単に人より抜きん出て勝てるよう訓練するだけではなく、生きるために大切なスキルを教え、健康で適応能力に富んだ人間にすることだ**と考えている。若者たちが社会に貢献していくように導くのが大事だという話には多くのコーチが賛同するものだが、その内、実際にこのきわめて大切な役割を引き受け、「言行一致」させられるほど感情的に成熟してバランスがとれているコーチは少ない。援助の専門職は、もともとスポーツを大局的な視点から捉えており、スポーツは人生の象徴であって、人生そのものではないということを理解している。

残念なことに、あまりにも多くのコーチがこの視点を失っており、まるで重要なのは試合の結果のみであるかのように振る舞う。このような人々は感情的に無神経であり、アスリートの欲求よりも自分の欲求を優先させる。勝つことこそが、このようなコーチが自分とアスリートを評価する基準なのだ。彼らの結果に対するこだわりを強めているのは、期待に応えられなかったせいで職を失ったり昇進の可能性を逃したりすることへの潜在的な怖れである。この種の怖れは多くの場合、コーチ自身の、トラウマ歴も含んだアスリート時代の個人的な体験に原因があるものだ。

多くの無神経なコーチが、無意識に特定のパターンの指導を行ない、自分たちが何十年も前に受けていたような厳しい態度で、教え子となるアスリートに接している。このスパルタ方式は軍隊気質の反映であり、今日の指導法《コーチング》における問題点のかなりの部分を反映している。大事な試合は、勝ち負けがそのまま生死を左右する**闘い**にたとえられる。アスリートは、**生き抜くためにタフで勇敢で強靱である**べき兵士のように扱われる。加えて、この兵士たちは、チームのため、そして**ミッションを成功**させるために、自分自身とその身体を進んで犠牲にすることを求められるのである。

幸運なことに、スポーツ競技は**現実の戦闘ではなく**、アスリートらは上官の命令に盲目的に従わなければならない**武装した戦士でもない**。戦闘では、兵士の気持ちや感受性はまったく重要でないばかりか、目の前の任務遂行において致命的な邪魔にすらなりうる。しかしスポーツにおいては、アスリート個人の気持ちや感受性は、本人およびチームのパフォーマンスにとって、重要で意味のあるものなのだ。そのことを無視して、試合を生死に関わる闘いに変えてしまうならば、それは不幸で有害な誤りである。

無神経なコーチにとって、ロッカールームや、競技場外で発生する問題は、勝つというミッションを妨げる面倒な出来事である。このようなコーチにとって、アスリートの学業不振は、それがチームの成功を脅かす場合にのみ重要事項となる。こうして、無神経なコーチは、アスリートを自分の評判を上げるための手段として公然と利用するのだ。

このようなコーチの元でプレーすることは、人間性を否定される体験となる。なぜなら、アスリートは気持ちや欲求、感受性を持った個人として扱われないからだ。

結果として、アスリートは感情的、身体的なトラウマを負うリスクに曝《さら》される。無神経なコーチは、アスリートが負傷すると、関心と共感よりも、疑いと冷淡さで反応しがちである。怪我をした選手は**甘えている**か、**大したことでもないのに大げさに反応している**か、**怠けている**ものと信じているのだ。その結果、コーチはアスリートに、**使える兵士**になれ、**ごちゃごちゃ言うな**、**痛くてもプレーを続けろ**、とプレッシャーを与える。このあり方によってアスリートはさらに、より深刻な怪我やトラウマのリスクに曝されることとなり、それはやがてＲＳＰＰとなって表れる。

　１９９５年に、サンフランシスコ・クロニクル紙のスポーツ・コラムニストであるジョアン・ライアンが、エリート体操選手やスケート選手のトレーニングにおける身体的、感情的虐待について、痛烈に批判する暴露本を書いた。"Little Girls in Pretty Boxes"と題するその本の中で、ライアンは金メダリストを輩出した体操コーチとその妻が、テキサスにある自分たちのジムで、「工場」と呼ばれるものを経営していた様子を描写している。彼らは全米から有望な若い体操選手たちを集め、システマティックにその中から**弱く**、**反抗的**で**魅力のない**者たちは選り分け、オリンピック選手になる可能性のある中核選手だけを残していった。彼らはこの若い少女たちを、ハイレベルな指導の名の下に、感情的・身体的虐待にさらした。完全な服従を要求し、少女たちが飢餓状態になるほどカロリー摂取を厳密に監視した。少女たちが負傷したときも「勇気づける」ために練習と競い合いを続けるよう強制し、屈辱と脅迫を「指導」のツールとして用いたのである。

　２００８年には、「工場」の**製品**の1人で１９８６年の全国チャンピオンとなったジェニファー・セイが、自身や他のチームメイトがトレーニング中に受けた感情的・身体的虐待について暴露本を書いた。"Chalked Up"と題したその本の中で、セイはカーロイ夫妻（ベーラとマルタ）がとっていた極端な方法を、チャンピオンを育てるために不必要なものであるとして激しく非難したのである。

　虐待的なコーチが一時的に成功しているように見えても、その人格を奪うような指導法には大きな代償が伴う。メアリー・ルー・レットンのような体操選手が1人現れる陰には、数えきれないほどの他の選手たちが、故障や精神的なダメージのために中途で捨てられている。ある者は激しい摂食障害を抱えるようになり、他の者は落ちこみ、打ちのめされるあまり、自殺未遂にまで至る。多くが長期にわたる過労と栄養失調の結果、慢性的な怪我や発育不全を抱えるようになり、その影響で後々まで虚弱な身体の問題が残されるのである。

感情的に苛酷な状況下で成功を手に入れるアスリートたちの場合、その成功は**長続きしない**。トップを極めるものの、そこに長くはとどまれないのだ。怖れと人間性の否定を原動力にやっていける期間は、蓄積されたプレッシャーに押し潰されるまでの、ほんのわずかな間にすぎない。勝つことにあまりにも大きな社会的価値が置かれているため、大衆も、そしてときには親でさえも、**成功**を追い求める過程でコーチが行なう虐待に目をつぶってしまいがちである。

名立たる大学の大勢のコーチたちが、プログラムを改革して、数ヶ月間で勝敗表に驚くべき結果を叩き出すことで知られている。これらのコーチは、最初のうちは歓迎されるが、スパルタ式で選手への接し方が虐待的であるため、すぐに他へ移ることになる。去った後には、非人間的なアプローチの結果、ボロボロになった心や身体が残されるのだ。

ＲＳＰＰに苦しむアスリートたちは、このようなコーチによって、よりダメージに対して脆弱になる。強い恐怖は体操競技の世界につきもので、結果として、特定の技にどうしても挑戦できないアスリートが数多く存在することになる。無神経なコーチは、恐怖心やブロックと

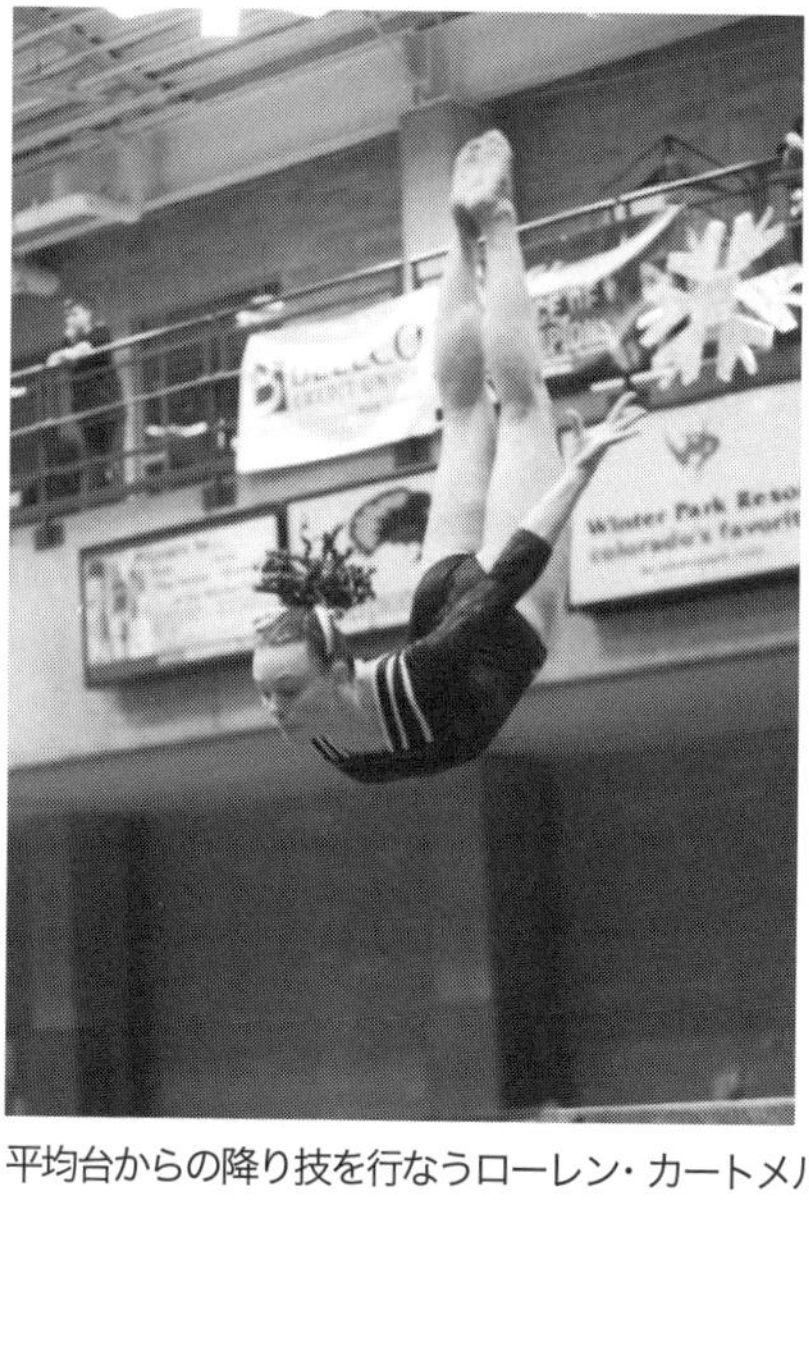

平均台からの降り技を行なうローレン・カートメル

闘う体操選手らに対して容赦がない。これらの「ボンクラ」は、自分の本能に逆らい、怖くて仕方がない技をそれでもやるよう強制されるか、ジムから**追い出されてし**まうのである。

関係性を大切にしないコーチのただでさえ希薄な忍耐力と指導上の創造性は、RSPPを前にして、あっという間に干上がってしまう。コーチはアスリートに問題を乗り越えるようプレッシャーをかけ、それがうまくいかないと、すぐにそのアスリートに辛く当たり始める。試合に出さずベンチを温めさせたり、チームメイトの前で屈辱を与え、「モチベーションを上げる」戦術の一環として見せしめにする。こういうことをするコーチは、自分の言葉や行動がいかにアスリートたちにネガティブな影響を与えるか気づいていないのだ。このような虐待的な態度は、苦闘中のアスリートにとってはトラウマの上乗せとして体験され、**もれなく**RSPPを悪化させる。

アスリートの気持ちを犠牲にして、パフォーマンス障害の方に過剰にフォーカスしてしまうのは、無神経なコーチばかりではない。善意のコーチ、親、スポーツ心理学者でさえも、パフォーマンス問題に気を取られすぎて、アスリートにとって何が一番大切なのかをつい見失ってしまいがちである。これは理解できなくもない。なぜなら、アスリート本人も含めて誰もが、一刻も早くRSPPを解消しようと必死な気持ちで動いているからだ。自分にとって重要な大人たちから自分の欲求を無視された場合、トラウマは余計にひどくなる。このような**非人格化**は、今日のスポーツ界のあらゆるレベルにおいて、よく見られるものである。勝つことがアスリートの個人としての健やかさよりも優先されるとき、彼または彼女は必ず苦しむことになる。

こうして競技成績を過度に重要視することは、私たちが向き合っている中でも最も深刻なスポーツにおける問題の一つを反映しており、今日のアスリートたちの間で静かに蔓延しているRSPPを助長するものでもある。このことは、他のどこよりもプロスポーツの世界で明らかである。そこでは、メディアやファンが、選手たちをこの狭量な「**成績重視の色メガネ**」を使って、執拗に査定し続けるからだ。その基準によれば、プロスポーツ選手がチームにとってよい存在で価値があるかどうかはその選手の**直近の**成績一つにかかっているものだが、チームの勝利に大きく貢献した場合、アスリートは、熱狂的な大衆によってヒーロー扱いされるのだ。そうなると、ファンはその選手を強く、巧みで、魅力的な存在として見る。大衆はその選手の生い立ちや性格や価値観のことなど何も知らずに、そんなイメージと結びつけてしまう。**われらがアスリート**が活躍すれば、私たちはその「ヒーロー」にあらゆるポジティブな特性を投影する。ところが、選手が苦闘したりスランプに陥ったりすると、真逆の特性と結びつける。にわかに、ヒーローが転じて弱く、**怠け者で無能な存在**となる。私たちの想像力によって膨らまされた投影はネガティブなものに変わり、この選手を褒めそやしたのと同じ勢いで、今度は残酷にこき下ろす。今や同じ選手は、競技に伴うプレッシャーに立ち向かっていけない、**過大評価された自分勝手なボンクラ**なのである。そして、スポーツメディアもファンも、かつてのヒーローと引き比べて、何がダメなのかを**診断**する。私たちは、このようなアスリートが、私たちが想像するよりもずっと私たちに似た存在なのだということを忘れてしまうのだ。アスリートたちも実際に思考や感情を持った傷つきやすい人間であり、感覚の鈍い競技専用ロボットではない。

２００６年の夏、ニューヨーク・ヤンキースのファンと地域のスポーツメディアは、当時ＭＬＢの最高年俸選手であり、のちに殿堂入りするアレックス・ロドリゲスに背を向けた。２００６年のシーズン全体を通して、ロドリゲスはＭＬＢでホームラン、打点、得点、そして長打において首位に立ち続けた。ヤンキース初年となった２００４年は史上最年少で３５０本塁打を達成。同シーズン中は打率2割8分6厘、ホームラン36本、１０６打点、１１２得点という成績だった。ロドリゲス自身は大活躍の年だったが、ヤンキースはアメリカン・リーグの優勝決定シリーズで宿敵ボストン・レッドソックスに一試合差で敗れ、ワールド・シリーズへの切符を譲ることになってしまった。

２００５年にはロドリゲスは打率３割2分1厘、１２４得点、48本塁打、１３０打点を記録し、アメリカン・リーグ首位に立った。彼はア・リーグの本塁打王となり、オールスター戦にも出場し、ア・リーグのＭＶＰも獲得した。ところが、地区シリーズでロサンゼルス・エンゼルスと対戦した際、ロドリゲスの打率はたったの1

割3分3厘にとどまり、打点を上げることもできず、ヤンキースは敗退した。2006年のシーズン中、ロドリゲスは殿堂入り級の数字を叩き出し続けたが、打撃面でのスランプに陥り、さらに彼らしくないエラーを続出させたことで(明らかなRSPP)、ファンの心はますます離反していくようだった。地区シリーズでは、ロドリゲスは14打席中1度しかヒットを放てず、ヤンキースはデトロイト・タイガースに4連敗を喫した。ファンの反応もスポーツメディアの反応も予想通り容赦ないもので、ロドリゲスについて、チームに対する「想いが足りない」、優遇されすぎてダメになっている、年俸をもらいすぎている、ここぞというときに結果を出す能力がないなど、散々にこき下ろすものだった。ロドリゲスが同時代の野球選手の中でも最高のプレイヤーであることを証明する数字が出ているにもかかわらず、このような非難が平然と行なわれたのだ。

この話の興味深い部分は、最近の出来事である。2009年春、ロドリゲスがステロイドなどのパフォーマンスを向上させるドラッグを使用していたことが明るみに出た。彼自身は、それがテキサス・レンジャーズに在籍していた短い期間だけのことだったと語っているが、彼のステロイド使用歴がはるか高校時代まで遡ることを示す新たな証拠が浮上した。ステロイドをめぐる問題そのものが、このようなアスリートたちがいかに結果を出すよう過度のプレッシャーの下にあるか、そしてどれほど成績が重視されすぎているかを示している。それによって脆弱なアスリートたちは、違法であろうと自分の健康を脅かす方法であろうと、効きそうなものには見境なく手を出すようになってしまう。

人生においてそうであるのと同じく、スポーツの世界でも、ある1点のパフォーマンスだけを取り出して、彼または彼女を単純に定義してしまうことはできない。アスリートを競技場での現在のパフォーマンスという狭い次元だけで正確に評価することはできないのだ。アスリートたちも人間であり、直近の結果だけで定義されるような一面的な生き物ではないのである。残念なことに、それでも多くのコーチや親やスポーツファンが、アスリートのことをそんな目で見ている。パフォーマンスがよければ「よい人」と考えられ、パフォーマンスが悪ければ、欠陥人間と見なされるのだ。

チームを勝利に導くヒットであれ、敗因となるミスであれ、それ自体はそのアスリートのパーフォーマーとして、または人としての本質を捉えているわけではない。ただ、親やコーチが、まだ子どもであるアスリートをその出す結果によって判断し、子どもの気持ちや欲求を無視するなら、それは子どもであるアスリートを虐待していることになり、その子は心理学的な問題、特にＲＳＰＰを抱えやすくなってしまう。私たちがこのような若いアスリートたちへの扱いを虐待的だと考えるのは、幼いアスリートの気持ちを無視し、大人の意のままに操ろうとすることは、感情面でのトラウマとなるからである。

ＲＳＰＰに取り組むスポーツ心理学者たちの多くも、うっかりと、それもたびたび、このアスリートたちをパフォーマーと見なす一面的な見方をしてしまいがちだ。それは、アスリートもコーチも親たちも、第一優先となる目標、つまりパフォーマンス問題を治すためにこそ、スポーツ心理学者の助けを求めるからである。与えられた仕事を速やかに遂行するよう急かされるあまり、その心理学者は、人としてのアスリートの中で何が起きているかに、目が行かなくなってしまうのだ。広く実践されてきたスポーツ心理学モデルがアスリートのパフォーマーとしての側面にフォーカスするものだったので、最も大切なことが見失われてしまう。それによって、ＲＳＰＰの原因に関する重要な情報、そして解決のための大切なヒントもまた、見逃されてしまうのだ。

これまでの従来型のスポーツ心理学では、悪戦苦闘するアスリートが自身のパフォーマンス障害を克服できるように、認知行動的アプローチを用いる。このモデルにおいては、アスリートの抱える障害の原因は、無意識に**破滅的な心理戦略**を使ってしまっているためだと見なされる。これはたとえば、パフォーマンスに集中できなくなっている、試合直前にあまりにも緊張しすぎている、パフォーマンス最中の重要な場面でネガティブなセルフトークに悩まされている、というような状況を指す。この認知行動的なアプローチによれば、アスリートのパフォーマンスを最適なレベルに戻すためには、このような考え　誤りを修正する必要があるということになる。

このプロセスの最初の段階では、アスリート自身がいかに問題を無意識に助長させているかについて、より意識的であれるようサポートし、より適応的な心理戦略を教える。スポーツ心理学者は、アスリートの特定のうまくいっていない心理構造と、それがどのようにアスリートのRSPPに寄与しているかを、理解しようとする。次にスポーツ心理学者は、アスリートにこの問題を取り除くための一連の心理スキルを教え、悪い心理構造をよいものに置き換えようと務める。このプロセス全体が**意識**レベルで行なわれている。なぜなら、RSPPが、アスリートが制御できる範囲内にあるものと考えられているからだ。このプロセスはアスリートの**現在の**パフォーマンスをめぐって展開されるため、そのアスリートの過去における重要な情報は、探索されないままで終わってしまう。**私たちは、この無視された情報にこそ、RSPPを理解し解決するための秘密が隠されていると確信している。**

この何よりもよい例が、第1章でも取り上げた、メッツのマッキー・サッサー元捕手である。彼は投球イップスに悩まされ、その結果、MLBでのキャリアを早々に諦めざるを得なかった。サッサーは2、3度の予備動作をしなければ、投手にボールを投げ返すことができなかった。相手チームの走者は、サッサーの腕の動きの反復に合わせて、ディレードスチールをうまく成功させることができた。イップスが出始めて以降、サッサーが精神科医や心理学者、スポーツ心理学者、催眠療法士など50人以上の専門家に相談したというのは、注目に値することである。これらの専門家たちのうち、**誰ひとりとして**、彼に負傷歴や個人的なトラウマ歴を尋ねることがなかったのだ。その代わり、皆が皆、表面的な投球面での問題とその解決法に直接的に焦点を当てたのである。結果として、これらの専門家たちは誰もサッサーを助けることができなかった。

サッサーの症例では、私たちが関わった他の多くのアスリートたちの場合と同じく、問題の底にある原因とそれを解決するための鍵は、彼のトラウマと負傷歴にあったのだ。私たちが発見したのは、アスリートのパフォーマンス障害を身体面・心理面両方におけるトラウマ歴という**より大きな文脈**の中で理解するために、きちんと時間をかけなければ、結果はフラストレーションと失敗に終わるということである。サッサーのイップスは、幼年期と思春期に根を持つトラウマから発しており、プロ野球でプレーする中で負った怪我のせいだけではなかったのである。

アスリートのＲＳＰＰは、コーチや親から来るプレッシャーや期待が**直接の**原因となって生じることもある。アスリートは、自分が目指すよりもずっと高度で厳しいレベルでプレーするようプレッシャーをかけられることがある。この場合、幼いアスリートの欲求を、親やコーチの欲求が凌駕してしまっているのである。たとえば、私たちが関わったある体操選手の場合、それまで何年も楽々とこなせていたあん馬に対して、どういうわけか身体がすくむほどの怖れを持つようになっていた。その不可思議な怖れのため、彼はこの競技に参加することができず、それによってコーチらとの間で大きな軋轢が生まれていたのである。

私たちがこの体操選手の過去を見ていったとき、彼が3年にわたって絶え間なく続いたトレーニングと競争の結果、身体的にも感情的にも疲れ果てていたことがわかった。彼はもはやこの競技を楽しめなくなっており、なぜまだ続けているのか自問し始めていたのだ。彼の**ブロック**は、**最近の**経緯から読み解くと、単純に、心理的にも身体的にも自分のためのスペースを持つための無意識的な試みだったのだ。彼は休みを取ること、そして自分の携わる競技において本当は何を求めているかを見直すチャンスを切に求めていた。

単純にアスリートの最近のトレーニングと競技歴を調べるだけでは、問題の**全貌**を理解するために十分な情報を得ることはできない。次の症例は、アスリートとそのパフォーマンス生涯を、本人の個人的な人生というより大きな文脈の中で見る必要があることを、さらによく物語っている。

ジャンヌは50歳になる騎手で、33年のブランクの後に、乗馬を再開した。彼女の主訴は、レッスンを受けるたびに、そして競技に参加しようとするたびに感じる、動けなくなるほどの恐怖だった。自分1人で馬に乗って馬場に出るときは、まったく恐怖を感じなかった。彼女は大人になってからの人生の大部分をこの競技から離れて過ごした後に、また戻ってきたのだ。彼女の恐怖心とパフォーマンス障害は、再開して3年目、自分の馬を買ってから2ヶ月後に現れた。この馬は、13歳の時以後、初めて所有した馬だった。馬を買ってすぐ、彼女はこの非常に性格のよい動物である馬に関して、強い罪悪感を覚えるようになった。より従来型のスポーツ心理学的アプローチの場合、ジャンヌの問題に対して、彼女がレッスンや競技の前にどのように**自分自身を怖がらせているか**に気づくことを援助するような取り組みをしただろう。彼女の恐怖心は、競技前のフォーカスの仕方や考え方、セルフ・トークによって**自分で生み出しているもの**であると想定されたはずだ。これらの心理的な誤ちに気づくことができれば、彼女はそれを修正し、自分を落ち着かせることができるはずなのだ。このアプローチによって、自分1人で馬に乗っているときには、集中の仕方とセルフトークがどんなに異なっているか観察できるよう、彼女を導くこともできる。自分がいかにして自然にこのような適応的な心理戦略を用いているかに意識的になることは、恐怖を克服する助けにもなるだろう。その後、ジャンヌはパフォーマンス前に使えるリラクセーション・テクニックを教えられる。また、恐怖心をさらに軽減させるために、系統的脱感作の手法も適用されるかもしれない。将来、プレッシャーのある状況下でも成功できるよう、スポーツ心理学者なら、**平静を保つ訓練のためのメンタルリハーサル**を教えることだろう。

この観点からすると、主役はジャンヌのパフォーマンス障害で、すべての治療が、彼女の現在における恐怖心を取り除くために行なわれる。残念なことに、彼女の問題をこの方法で解決しようとしても、**限定的で短期的な**成果しか挙げられない。なぜか?

それは、ジャンヌの恐怖心が、集中の向け方とネガティブなセルフトークによって意識的に生み出されているものではないからだ。これらは単に、彼女の過去における未解決の身体的・感情的なトラウマの、**意識化された症状**にすぎない。**ジャンヌのトラウマの履歴を理解しなければ彼女のパフォーマンスにおける困難を理解することはできず、この理解なしには、彼女のRSPPを解消させることは不可能だったのだ。**

このことは、ジャンヌが競技前に行なえるように、認知行動主義的な焦点化と心を落ち着かせるためのテクニックをいくつか学んだときに明らかになった。平静を保つためには何をしたらよいかわかっていたにもかかわらず、彼女は**それらの戦略を使うことができなかったのだ。**理由は、恐怖心の原因となっていた根底にあるトラウマが扱われていなかったからである。私たちのモデル

従来型のスポーツ心理学 vs. ブレインスポッティング・スポーツワーク

これまでのアプローチ	ブレインスポッティング・スポーツワーク
認知行動主義的テクニックを用いる （リラクセーション・トレーニング、 ポジティブなセルフトークと アファメーション、イメージ法、 集中法、リフレーミング、他） ↓ **意識される症状を扱う** （過度な神経質、低い自信、 ネガティブなセルフトークや疑念、 ネガティブなイメージ、 集中困難） ↓ **主にアスリートのパフォーマンスに 焦点を当てる** ↓ **部分的、一時的な症状の解消へと導く**	**ブレインスポッティングと 身体指向テクニックを用いる** ↓ **アスリートの脳と身体において、 固有な身体的・感情的問題の 原因を扱う** ↓ **第一に人としての アスリートと固有のトラウマ歴に、 次にパフォーマンスに 焦点を当てる** ↓ **パフォーマンス障害と 意識される症状の 完全な解消や、 パフォーマンスの向上へと 導く**

では必ず行ない、欠かすことのできない一部となっている生育歴とトラウマ歴の聴き取り調査中に、私たちはこれらのトラウマを発見した。

ジャンヌは二人姉妹の姉で、母親は感情的に冷たく、それでいて支配的なアルコール依存症者だった。父親のことは大好きだったにもかかわらず、ジャンヌはなかなか触れ合うことができなかった。父親は仕事のため、長期間家族と離れて暮らすことが多かったからである。母親は友だちと仲よくすることを禁止したので、ジャンヌの子ども時代は孤独に過ぎていった。唯一の例外が、馬たちと馬小屋で過ごす時間だった。

13歳になったころ、ジャンヌの外の人と付き合うことへの興味はさらに増していったが、結果として、学校に行く時以外は家から出ることを母親は禁止してしまったのである。成長過程のこの重要な時期に、唯一の仲間はと言えば、アルフィーという馬だった。ジャンヌの言葉によれば、「アルフィーは私の一番の親友」で、彼女は膨大な時間を、彼に乗り、手入れをし、話しかけながら過ごしたのだ。彼は彼女にとって世界のすべてだった。

ジャンヌのトレーナーたちは皆、彼女が乗馬について、人並み外れた才能と潜在能力に生まれつき恵まれているので、オリンピック選手も目指せるかもしれないと言った。残念なことに、彼女の母親は、娘の乗馬能力に気づくこともできないほど、鬱状態で自分のことでいっぱいいっぱいだった。ジャンヌは、母親がアルフィーと馬小屋で過ごす時間を意図的に制限しているように感じたのであった。

13歳の終わりに起きた3つの出来事が、ジャンヌの人生を大きく方向づけることとなった。それによって、30年後にパフォーマンス・パニックを引き起こす種が蒔かれたのである。一つ目の出来事は、ジャンヌが虐待的で冷淡であると描写した彼女のトレーナーと関係していた。ジャンヌもトレーナーも知らなかったのだが、正式な診断はされていなかったものの、アルフィーは脚を負傷した状態で買われたのだ。前のオーナーは、多量に投薬することでその状態を隠していた。新しい家に来て数週間後、馬は薬の効き目が切れたことで、脚に痛みを感じるようになった。不快感のため、騎乗されるとアルフィーは首を激しく振るようになった。トレーナーはこれに対し、アルフィーの鼻周りに引き綱をつけ、それを引くことで危険な首振りを防ぐようにした。

かわいそうなことに、縄は馬を余計に痛がらせることになり、馬は急停止して後ろ脚で立つようになった。あるレッスンのとき、アルフィーは痛みのあまり、障害を飛越すべきところで突然止まってしまった。ジャンヌは無理強いはしたくなかった。何かがおかしいと正しく感じ取っていたからだ。ところが彼女のトレーナーは苛立ちを募らせ、ジャンヌに向かって、鼻綱を強く引いて、アルフィーに頭を下げさせ、飛越させるよう怒鳴った。ジャンヌは嫌々ながら従い、アルフィーは後ろ脚で立ち上がり、バランスを崩して、彼女の上に倒れた。後ろ脚が蹴り出され、ジャンヌの乗馬ヘルメットをかすめた。軽い脳震とうを起こして茫然としたものの、もっとひどい怪我を負う前に奇跡的に逃げ出すことができた。

この出来事はジャンヌにとって非常に大きなトラウマとなったが、それは自分があやうく頭に大怪我を負いそうになったからではなかった。負傷した自分の馬に、痛みをおして跳ぶように強いて、アルフィーを危険にさらしたことへの強い罪悪感に苛まれたのである。２週間後、彼女の母親が突然、父親が新しい仕事に就いたので一家はすぐにヨーロッパに引っ越すことを告げた。そしてそのとき、少女は愛する自分の馬が売られてしまうことを知らされたのである。数日後にアルフィーに別れを告げたとき、ジャンヌは自分の一番の親友が、自分たちが引っ越した後にどんな目に遭うかを思って悲嘆と恐怖でいっぱいになった。家族が引っ越す際、彼女はもう2度とアルフィーの話題を持ち出さないよう言い渡された。「私の家族では、子どもは感情を持ってはいけなかったのです」と彼女は説明した。

14歳の年をスイスで過ごし、週に3、4日は乗馬した。家族でアメリカに戻る直前に、スイス人トレーナーとの間にトラウマとなる出来事が起きた。アルフィーから振り落とされるという危ない体験があったにもかかわらず、乗馬に対する怖れを持つようにはなっていなかった。数年の間に、彼女は自分の感情に「詰め物をしてしまう」ことが上手になっていたのだ。ところがある日、トレーナーが、ジャンヌがまだ一度も試みたことがない4フィートの障害飛越しに挑戦するよう強く求めたとき、彼女はそうすることができなかった。初めて、恐怖心が膨れ上がって動けなくなると、トレーナーはだんだん腹を立て始め、虐待的になっていった。トレーナーは突然馬の尻に激しく鞭を当て、怯えきった少女を乗せたまま、無理やり馬に飛越させた。この出来事によって、リラックスして自信を持った騎手としての自己イメージは打ち壊され、彼女は自分に深く落胆してしまった。

アメリカに帰国してからジャンヌの父親は失業し、母親は鬱状態に陥り、死にたいと願うようになった。家計的に乗馬に割ける費用が減ってしまい、彼女は乗馬代のために馬小屋で働くことも禁じられた。家庭が混乱状態で、母親がそれまでにも増して支配的になったそのとき、ジャンヌは馬術競技の夢を諦めた。**47歳になるまで、2度と馬に乗ることはなかった。やっと、かつてあれほど深く愛した乗馬の世界に戻り、自分の馬を買ったとき、彼女は浮上してきた怖れと罪悪感に混乱したのである。**

ジャンヌの生育歴に照らし合わせたことで、現在表面化している問題の意味が理解できた。アルフィーからの落馬、「一番の親友」に別れを告げなければならなかったこと、スイスの虐待的なトレーナーの下での自信喪失の体験、そして冷淡でよそよそしいアルコール依存症の母親がもたらした長期的な影響を含めたトラウマ群について、彼女が取り組み抜くことを私たちは援助した。それに伴い、恐怖心と罪悪感が軽くなり始めた。これらのトラウマの処理が完全に終わったとき、ジャンヌは罪悪感から解放され、自信を持って騎乗することができ、競技においてさえも、いかなる恐怖も感じずに飛越することができるようになったのである。

多くの親やコーチやスポーツ心理学者が、アスリートの**最近の**競技歴をよく調べさえすれば、RSPPを理解できると誤解している。問題と、アスリートにコートや競技場や体育館で**最近に**起きた特定の出来事との間に、直接的な因果関係があるに違いないと思いこんでしまいがちなのだ。たまにそういう場合もあるが、大抵の場合はそうではない。だからこそ、パフォーマンス障害を理解し解決するためには、アスリート**の競技に関連するものと関連しないもの両方を含めた**トラウマ歴を、詳しく調べていく必要があるのである。

私的なトラウマ歴を持った個人として見てもらう欲求を抱えた悩めるアスリートの最後の例は、14歳のレベル7の体操選手、ステイシーの物語である。彼女が私たちのところへ紹介されてきたのは、平均台で後方に行なう技への恐怖心のためだった。ステイシーは2年前から、平均台での後方倒立回転跳びをやめていた。彼女の恐怖心は、最近になって他の２つの競技における後方への技にも及ぶようになっていた。この若い体操選手は、平均台から落ちて頭を打ち、重傷を負うことを怖れていた。彼女の後方倒立回転跳びへの怖れは、レベル5の体操選手として初めてその技をマスターしてすぐに、原因もわからず現れた。ウォーミングアップの際、ステイシーのコーチが最初のいくつかの動きのために目印をつけてくれていた。ところが、いざ平均台のお決まりの練習を行なう段になると、彼女は目印なしで後方倒立回転跳びをしなければいけないことに気づいてパニックを起こした。強い恐怖を感じていたにもかかわらず、彼女は勇気を奮い起こして技に挑むことができた。しかし、台の上に右手を置いたとき、手が滑って、彼女は落ちてしまったのである。頭を台にぶつける寸前で左手を降ろし、怪我をする前に身体を押しやることができた。この危機一髪の出来事によって彼女はひどく動揺し、もし次に後方倒立回転に挑んだら、またミスをして頭を台にぶつけるに違いないと信じこんでしまったのだ。

翌年はずっと、ステイシーはその技を行なうことを拒否し続けた。珍しく勇気をかき集めて何とかやってみたときには、例外なく落ちて、恐怖心をさらに強めることとなった。それでも、２年後にはようやく、体操合宿で後方倒立回転跳びが再びできるようになり、競技シーズン全体のほぼ全体を通じて、上手に行なうことができるようになった。ところが、レベル6のシーズン最後の地区大会の1週間前に、彼女はまたどういうわけか、恐怖で身体がすくんで、尻込みするようになってしまったのだ。以来、彼女は恐怖心があまりにも強いため、その技に挑戦できずにいた。

ステイシーは、自分の恐怖心と動けなさのせいでフラストレーションを感じていた。後方倒立回転跳びは彼女がこなせる基本技だったにもかかわらず、どれほど頑張っても、どれほどコーチが彼女に腹を立てても、身体を技に向かって動かすことができなかったからである。彼女の競技におけるトラウマ歴は比較的限定されたものだった。危ない瞬間はいくつかあったものの、一度も重傷を負ったことはなかった。再びためらいを見せ始めたころ、台から後ろ向きに落ちて、ひどく動揺したことがあった。けれどこの出来事と、その他の少しドキッとしたけれど実害に至らなかったいくつかのニアミス以外には、この選手は実際にトラウマとなるほどの事故には遭っていなかった。彼女の怖れの原因はどこか他にあるようだった。

ステイシーのトラウマ歴をさらに詳しく調べたところ、彼女にとって、体育館にまつわる無意識の怖れの原因となっていそうな重要な出来事が、いくつか見つかった。父親は身体的にも精神的にも虐待的な男性だったようで、彼女が2歳のときに家族を捨てていた。**彼女が最初に後方倒立回転跳びを練習していたところ、彼女の母親が、くも膜下出血で倒れた。**病院へ向かいながら、ステイシーは母親にお別れをするように言われた。彼女は母親は死んでしまうのだろうと思った。奇跡的に母親は助かった。しかし、救命士たちが救急車に乗せる直前に、**自分が意識のなくなった母親を見下ろしていたこと**をステイシーは覚えていた。この体験がもたらした強い恐怖心について、ステイシーは母親も含め**誰にも**話していなかった。私たちがその処理に取り組むようになり、**彼女は2年半経って初めて、このことをシェアしたのだ。**くも膜下出血事件の1年後、ステイシーが大好きだった伯父が亡くなった。棺の中に横たわる彼を見下ろしてさようならを言ったことが、彼女にとって伯父を失ったときの記憶となった。

これらの出来事に取り組む中で、ステイシーが平均台の上で感じる恐怖心は、大部分が母親を失いかけたトラウマと無意識的に結びついていたことが明らかになってきた。そして、母親が死にかけたように、自分も平均台で頭を打ったら死んでしまうかもしれないという強い不安によって、さらに怖れに拍車がかかっていたのだ。ステイシーの例は、トラウマ性の体験が、元の体験の視覚イメージや感情、身体反応、そしてネガティブな思考なども含め、脳内にいかに「冷凍保存」されていることを物語っている。先に述べたように、アスリートが元のトラウマ体験を思い起こさせられたとき、または単純にストレスを感じたとき、トラウマに属する要素が無意識に誘発され、現在のパフォーマンスに影響を及ぼすのだ。これが、ステイシーが**高い平均台に立って下を見下ろしたときに起きたことである。**この平均台の上の見晴らしのよい場所が、死にかけていた母親と亡くなった伯父を見下ろしていたときの恐ろしいイメージや体勢を、無意識に呼び起こしてしまったのだ。

ステイシーの生育歴について知るだけではなく、脳がどのようにトラウマを記憶するのかを理解していなければ、平均台の上で彼女に生じたブロックの本質を理解することはできない。したがって、彼女のブロックの、トラウマが基礎にある根っこを直接的な目標として、処理していくことなしには、ステイシーが後方倒立回転跳びに対して感じていた恐怖心を乗り越えることを助けたりはできなかっただろう。恐怖心に焦点を当て、それを乗り越えるための意識的なテクニックを教えることで彼女のブロックに対処しようとしていたなら、それは突進してくる象を豆鉄砲で止めようとするにも等しかっただろう。

次の章「アマンダの物語」では、ＲＳＰＰがいかにトラウマから生じているか、そしてこれらのパフォーマンスのブロックを解消するためには、その根底にある特定の身体的・感情的な動揺を丁寧に調べることが必要だということに、さらに光を当てていこうと思う。アマンダの事例は、これまでの伝統的なスポーツ心理学の限界と、ブレインスポッティング・スポーツワークが持つ、従来のやり方では「解決不能」だったパフォーマンスのブロックを解消する力の両方を、くっきりと映し出すものである。また、アスリートたちの脳や体を、過去の身体的、感情的なトラウマの影響による消耗から解放するために、私たちがアスリートたちに辿ってもらう癒しのプロセスについても、その概要を述べていこう。

THIS IS YOUR BRAIN ON SPORTS

第6章

アマンダの物語

能力を奪う怖れを克服する

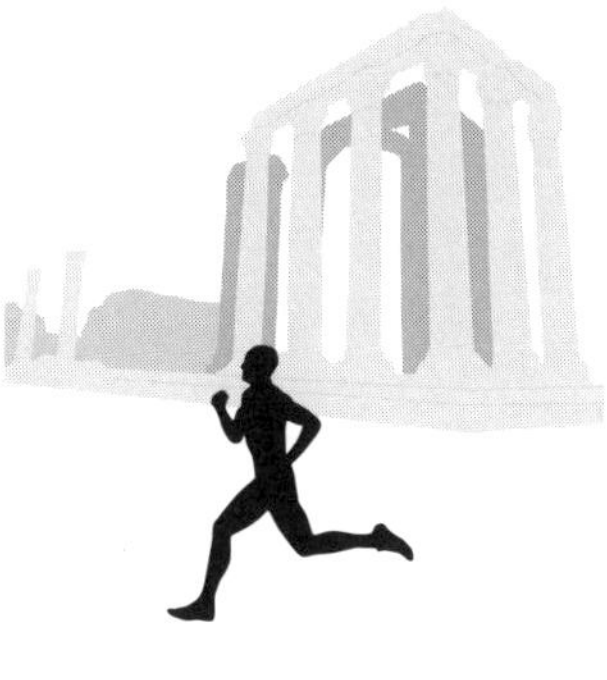

THIS IS YOUR BRAIN ON SPORTS

ＲＳＰＰに対する私たちの画期的なアプローチは、怖れによるブロックを持っていたレベル９の体操選手、アマンダの物語を通して説明することができる。ブレインスポッティング・スポーツワークにはＲＳＰＰを解決する優れた力があるということを私（ＡＧ）が確信させられたのが、アマンダのケースだったのだ。

アマンダは才能豊かで努力家の体操選手であり、母親に連れられてやってきた。彼女の強い恐怖心はそのころ、「体育館ですること全部」に及ぶようになっていた。15歳のこの選手は、５歳で始めた体操に情熱を感じており、ディビジョン１の奨学金を獲得することを夢見ていた。知的で自発的な性格であり、目標志向の持ち主だった。コーチも母親も、彼女のことを完璧主義者であり、物事がうまくいかないときには自分自身にひどく厳しくなると語った。

アマンダに出会うまでは、私はスポーツ心理学者なら誰でも取るような手法を取っていた。すなわち、アスリートの恐怖心やセルフトーク、集中法と、表面的に取り組んでいたのである。私はまず、競技前、そして競技中に起こるセルフトークと集中法に焦点を当て、両方を修正するような意識レベルのテクニックを教えた。私は知らず知らずのうちに、**根底の原因**ではなく、**意識化された症状**と取り組んでいたのである。

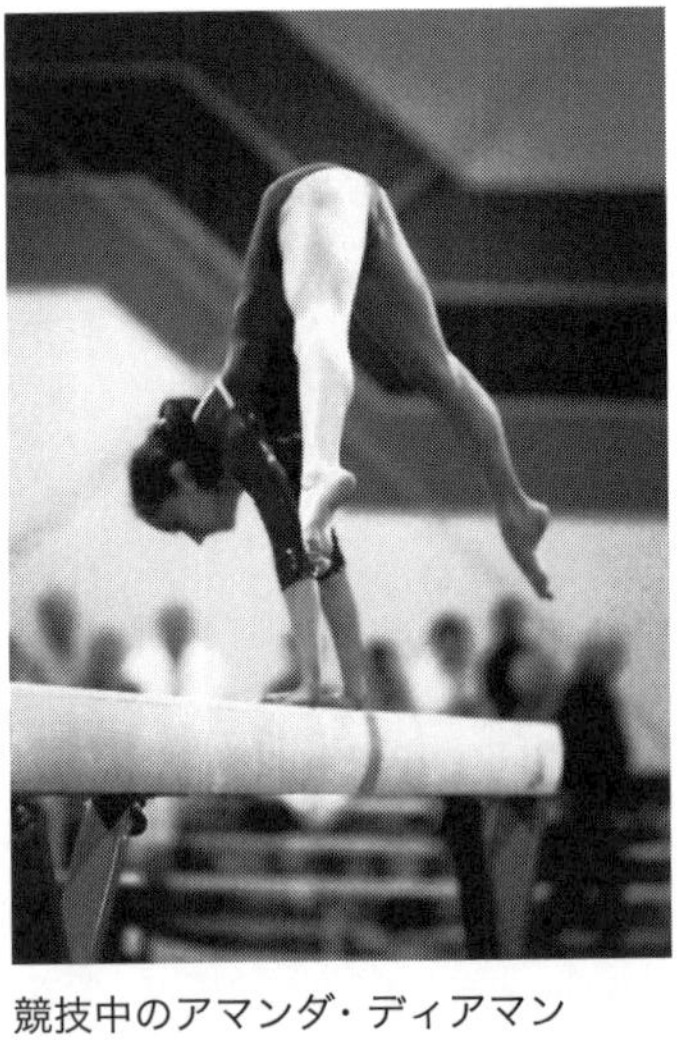

競技中のアマンダ・ディアマン

過去に、私は怪我への怖れに由来するブロックを抱えたアスリートたちの治療に取り組んでいた。とりわけ、体操、スケート、飛び込みのような本来的に危険なスポーツをしているアスリートたちであり、そこそこの感じの成功は収めていた。私はフラストレーションを感じると同時に、何か大切なことを見逃しているに違いないと感じていて、答えを求めて探究し続けていたのである。

最終的に、私は本書の共著者デビッド・グランドによるEMDRとPTSDに関する業績を発見した。彼の説は、**すべてのRSPPが、トラウマに基づいているというものであった。**彼は、これらのより深い原因と直接取り組むことなしには、アスリートは**持続的な安堵感を手に入れることはできない、**と教えていたのである。私にとって、それは直観的に納得のいくことだった。スポーツ・パフォーマンスというパズルの、足りなかったピースをやっと見つけたのである。

アマンダは、同年代の多くの体操選手と同じく、ランクを上げていきながら、相応の恐怖心も持つようになっていった。レベル6の段階で、彼女は少しの間、ゆかでの後方抱えこみ宙返りをするのが怖くなり、1ヶ月間行なうことができなかった。レベル7では、平均台での前後への倒立回転を怖れるようになり、他の技と置き換える必要があった。レベル8では、段違い平行棒での後方大車輪を前にためらうようになってしまった。この怖れは、アマンダの頚椎に神経圧迫があることが発見されるまで、まったく意味がわからなかった。神経圧迫のせいで彼女の右手は力が弱まっており、スイングの際にバーをしっかりつかむことができなくなっていたのだ。しかし、その衝撃が解消されてからも、彼女の後方大車輪への怖れは消えず、相変わらずその技に挑むことができなかったのである。そして、その年の10月に体験した事故のせいで、彼女の恐怖心はキャリアを諦める可能性を考えなければならなくなるほど高まったのであった。

アマンダは練習中、段違い平行棒で開脚後転を行なっており、自信も持っていた。この日、この技に初めて、余分なマットを下に敷くことなく挑んだのである。1回目は完璧な出来だった。2回目は少し不安定ではあったものの、態勢を立て直してやり抜くことができた。ところが3回目になって、突然すべてが大きく狂ってしまったのである。アマンダは高い棒に向かってスイングしながら、自分の内側で何かがしっくり来ていないように感じていた。彼女は頭の中で「やってはいけない！」と警告する声が聞こえて、本能的に、大車輪をするのをやめた。彼女は身体を上に向かって投げ上げ、落ち始めた。そして、パニックと共に、勢いを止めるためにはスイングがあまりにも大きすぎることに気づいたのだ。止まる代わりに彼女はバーの上を飛び越え、どちらの手でも棒をつかみ損ねてしまった。アマンダは反射的に腕を伸ばし、衝撃に備えたのである。

着地はぞっとするようなものだった。体育館全体が息をのんで静まり返った。アマンダは両肘を脱臼し、右腕の3ヶ所を骨折した。骨折を治すためには広範囲の手術が必要であり、体操に復帰できるかどうかが深刻に危ぶまれた。彼女が体育館に戻れるまで、医学的には9ヶ月の期間と、辛い理学療法の積み重ねが必要となった。ただし、心理学的な意味では、アマンダの苦闘はまだ始まったばかりだったのである。

制限なく体育館に戻れることになったとき、アマンダはすぐに恐怖心でいっぱいになった。彼女は段違い平行棒ではすっかり「弱腰」になってしまい、その怖れとためらいは平均台でもゆかでも、後方への動きが関わる局面では常について回るようになった。リハビリの間、そして体育館に復帰してから何ヶ月もの間、彼女は私が以前出した本のうちの2冊で知った、これまでのスポーツ心理学のテクニックを使っていた。頑張りと粘り強さを通して、彼女は恐怖心を少しずつ乗り越え、次第に「失われた」技を取り戻していったのである。その年の10月、事故から1年経ったころには、彼女は自分の恐怖心をコントロールできるようになっており、着々と技のすべてに挑戦するようになっていた。コーチは、アマンダが精神的に大きく前進し、逆境を跳ねのけて、驚異的なカムバックを果たしたと報告した。

表面的な状況を見ただけなら、アマンダの奇跡的な復帰は賞賛に値するものであり、苦しい試練の後の「ハッピーエンディング」として、褒めそやすことができたかもしれない。彼女は恐怖心を見事に克服したのであり、持ち前の強靭な精神力があった上にきちんと意識的にスポーツ心理学のテクニックを用いることでさらに力を得、事故前のコンディションに戻ることができたのだ。

残念なことに、私たちの体操選手の努力の成果の「勝利」は、蓋を開けてみると、最高でも一**時的な**ものに終わってしまうのだった。なぜか？　アマンダの怖れやパフォーマンス・ブロックのそもそもの原因、彼女の過去の身体的、感情的なトラウマについて、何の対処もされていなかったからだ。アスリートのパフォーマンス障害が目に見える形ではなくなったからといって、それが解決したとは限らない。アマンダは**スポーツ版**ＰＴＳＤによって苦しんでいたが、彼女自身もコーチも両親も、そのことがさっぱりわかっていなかったのである。

12月、レベル9での競技シーズン直前、アマンダは「ゆか」での2回捻りを行なった。それはそれまで一度も怖いと感じたことがない技だった。どういうわけか、彼女はロンダートの途中で硬直してしまい、背中から「ゆか」に叩きつけられたのである。一瞬息ができなくなった程度で済んだものの、彼女はすっかり震え上がってしまい、その日はそれ以上挑戦することができなかった。恐怖心を克服し、精神的に立ち直るために注ぎこんだ努力が、一瞬で帳消しにされてしまったのである。

数日後、アマンダは段違い平行棒での事故を再体験する悪夢を見た。通常、フラッシュバックは目覚めている間に起こるものではあるが、この悪夢はPTSDを抱える人々によく見られるものと同じ典型的なフラッシュバックであった。アマンダは、頭の中で「やってはいけない」と警告する声と闘いながらゆかでのタンブリングを行なう自分を見ていた。そこへ、若い体操選手が彼女の通り道と交錯するようにやってくる。夢の中で、アマンダは衝突を避けるために脇に跳び退いた。彼女は着地に備えるために両腕を伸ばし、衝撃で両腕を骨折してしまうのである。

アマンダはハッと夢から覚めた。身体がどうしようもなく震えていた。平静を取り戻し、再び眠りにつけるまで1時間以上かかったのである。ところが、やっと眠れたとき、悪夢はさらに続いていたのだ。今度は平均台の上にいて、コンビネーションのうち2つ目の逆とんぼ返りを行なっていたが、両手共に台をつかみ損ねてしまう。頭を平均台に打ちつける前に彼女は怯えた状態で目覚め、足先の感覚がないことに気づいた。パニック状態で天井を見上げた。心臓がドキドキしているのが聞こえた。体験があまりにも生々しかったため、**ただの**夢だったと気づくまでしばらく時間がかかった。現実と想像がぼやけてしまう現象は、この体験が典型的なフラッシュバックだったことを示していた。その晩、アマンダは怖くてそれ以上眠ることができなかったのである。

鮮明な悪夢によって、彼女の中にあった怖れが堰《せき》を切って溢れ出てきてしまった。あんなに頑張って克服した不信や不安が、圧倒的な強さで彼女の意識に再びなだれこんできた。このパニックへの反応として、アマンダは知らず知らずに、トラウマ・サバイバーによく見られる凍りつき状態に陥っていたのである。彼女は翌日体育館に行ったが、怖くて何もできなかった。彼女の怖れは瞬く間に、すべての種目の最も基本的な技にまで及ぶようになってしまった。またひどい怪我をするのではないかという恐怖心なしにできることは、ほとんどなかった。彼女はすっかり自信をなくし、涙ながらに練習を早めに切り上げた。翌日も状況が改善されることはなく、同じような終わりを迎えたのである。

アマンダのパニックは、競技大会のスケジュールが迫っていること、そして自分自身に対する苛立ちによって悪化した。こんなふうに感じているままで、一体どうやって競技に参加できるというのだろう？　どうやって、今シーズン自分に課した高い目標を、達成できるというのだろう？　彼女は気を強く持ってとにかく挑む方向へ自分で向かおうとした。けれど、自分のもう一つの部分が少しも動こうとしなかったのだ！　恐怖心を和らげるために以前に使い、効果を上げていた様々な心理テクニックが、今ではまったく役に立たなくなっていた。アマンダは脳内で「もし～したらどうしよう」という鮮烈なイメージが再生されることを止められなかった。それらは皆、彼女が自分の技をやってみようとしたときに降りかかりうる、最悪のシナリオばかりだった。それらのイメージは彼女の最初の事故のときのイメージと混ざり合い、1日中彼女につきまとったのである。

アマンダの怖れは急激に高まり、練習に行くこと自体が闘いになった。コーチ陣はどうすれば彼女を助けられるのかがさっぱりわからず、基本的な準備運動さえさせることができなかったのである。アマンダは学校でも注意散漫になった。頭の中が、恐怖心と、それを制御することができないということで、いっぱいになってしまっていたからだ。彼女は食べるのをやめ、睡眠障害も抱えるようになった。絶望感が心を蝕み、生まれて初めて、体操自体をやめようかと考えた。そんなときに、母親が私に連絡を取ってきたのである。

アマンダの物語は、私たちがあらゆるスポーツに見出してきた「静かな伝染病」の一部ではあるが、体操とはユニークなスポーツで、そこでは怖れも、プロセスの全体を構成する一部なのだ。この怖れをたどっていくと、3つの原因に行き着く。第一に、体育館でアスリートが行なうことのほとんどが、身体にとっては不自然なことであり、重力に逆らうものである。人間は、全速力で走り、宙に躍り上がって、何回転も身を捻ったりとんぼ返りをしたりするようにはできていない。私たちは両足をしっかりと地に着けることで安心するのが自然な種である。必然的に、重力に抗うプロセス、特にその中で自分を後ろに投げ出すことを目的とする場合にはなおさら、怖れは必ず湧き上がってくるものなのだ。

第二に、体育館では、身体的な怪我を負う危険が、現実にいつもすぐそこに迫っている。体操選手がレベルを上げていくにつれ、技の難易度も上がっていき、同時に怪我や感情的なトラウマを負う可能性も上がっていく。第三に、ミスをすることなしに、新しい技を覚えたり古い技を改善したりすることはできない。ミスは学習のプロセスにおいて重要な意味を持つ。それによって、体操選手の身体は、何がうまくいかなくて、次はどこを変えたらよいのか、フィードバックを得るのだ。

体操において、この種のフィードバックを得ることは、身体的にも感情的にもトラウマになりうる。踏み外したりつかみ損なったり落下したりすることは、体操選手にとって怖く、ときに実害を伴う体験であり、キャリアの積み重ねの中で、このようなミスは日常的に起こるものである。落下の一つ一つが、その深刻さの度合いや、練習中だったか試合中だったかにかかわらず、アスリートの身体に蓄積されていく。たとえこれらの落下体験をアスリート自身がすぐに振り払い、忘れてしまったとしても、身体の記憶は残り続ける。身体記憶の引き金がプレッシャーや落下、間一髪の体験などによって引かれると、演技への怖れやブロックが、一見どこからともなく出現するのだ。

このスポーツの性質からいって、恐怖心は体操選手に常について回るものである。それが手を放す恐怖心であろうと、後方への動き、新しい跳躍、着地にまつわる恐怖心であろうと、予想外の恐怖心やブロックの出現は、アスリート自身から喜びを奪い、コーチを苛立たせ、親を当惑させうる。アマンダの場合に見られたように、怖れは体操選手に再度トラウマを負わせ、演技中に動けなくしてしまうこともある。才能あるアスリートたちが道半ばにしてこの競技から身を引いてしまう主な原因の一つが、恐怖心なのだ。

表面的なレベルで言えば、恐怖心全般を克服するための基本戦略がある。それは、自分が最も怖れているものと繰り返し向き合うことで、恐怖心が小さくなっていく、というものである。逆に、回避することは怖れに力を与え、増幅させてその影響を広げていく。怖れが強くなればなるほど、回避したいという傾向も強くなる。こうして、回避によって恐怖心がとめどなく強まっていくサイクルが始まるのである。ところが、この怖れのサイクルの仕組みを知的に理解しているだけでは、そのサイクルを止めることはできない。怖れに向かっていかなかなければならないと知っていたからといって、実際にそうすることが簡単になるわけではないのだ。怖れが根底にあるトラウマによって力を与えられているとき、そして実際そうであることが多いのだが、意識的にその怖れに向かっていこうとするのは不可能になる。なぜか？

アマンダの場合のように、アスリートが身体的にも精神的にもトラウマを負った場合、身体が経験全体を細部に至るまで記憶している。トラウマにまつわる視覚情報、音、身体感覚、そして、においでさえもが、アスリートの脳と身体の中に封じこめられるのだ。そのアスリートが無意識のうちに元の事件を思い起こさせる出来事に曝《さら》されたとき、トラウマにまつわる感覚が呼び覚まされ、現在のパフォーマンスに影響を与えてしまう。これが、アマンダが後方抱え込み2回宙返りの最中に落ちてしまった際に起きたことだった。落下によって前年の段違い平行棒での事故の際の身体記憶が甦り、かつて感じていた怖れが、全開になって戻ってきたのだ。

根底のトラウマがいまだにアスリートの脳と身体に「固着」しているため、彼女は自動的に自己防衛モードで動いてしまう。脳と身体が、彼女がまだ怪我をしたときと同じ身体的な危険に曝されているかのように反応してしまうのだ。アスリートが、意識的にこの力強い自己防衛反応を乗り越えることは不可能である。だからこそ、アマンダは怖れを前にどうすることもできず、勇気を奮い起こして技に挑戦することもできなかったのだ。彼女にもともと備わっていた自己防衛反応が、さらなるリスクに身をさらすことを許さなかったのである。

アマンダの負傷歴は、第4章で取り上げた大学野球の投手、カルダーと比べるとそれほどひどくない。たった2回の身体的外傷を生んだ大きな事故が、アマンダのパ

トラウマはいかにして呼び覚まされるか

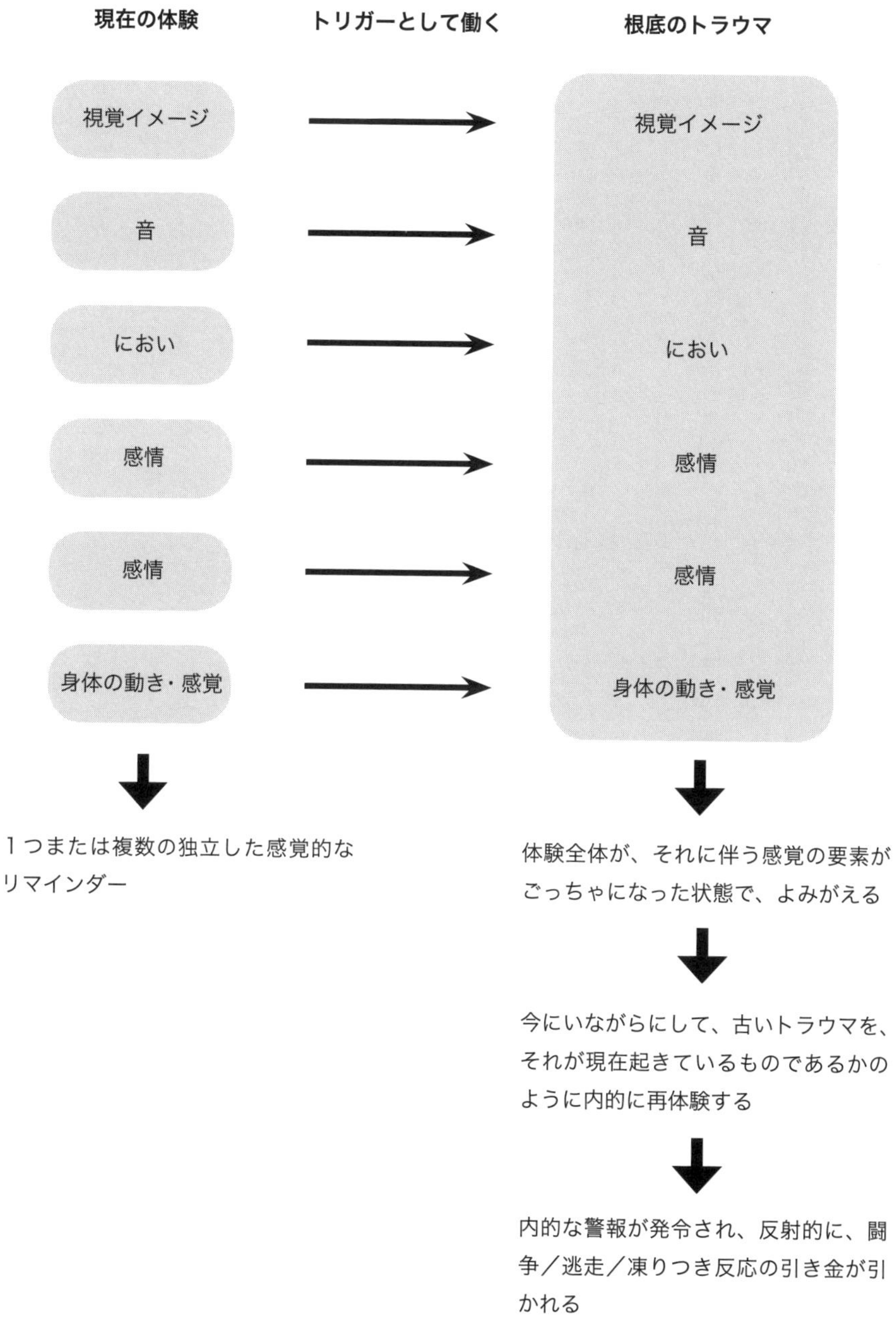
現在の体験
トリガーとして働く
根底のトラウマ
視覚イメージ
音
におい
感情
感情
身体の動き・感覚
視覚イメージ
音
におい
感情
感情
身体の動き・感覚
1つまたは複数の独立した感覚的なリマインダー
体験全体が、それに伴う感覚の要素がごっちゃになった状態で、よみがえる
今にいながらにして、古いトラウマを、それが現在起きているものであるかのように内的に再体験する
内的な警報が発令され、反射的に、闘争／逃走／凍りつき反応の引き金が引かれる

フォーマンス障害の土台となった。最も大きな事故は、段違い平行棒からひどい落ち方をしたものだった。二番目は、その11ヶ月前に起きた、肩の神経圧迫だった。この負傷は大きくトラウマとなるような出来事ではなかったものの、その影響で手の力が弱まったことにより、後方大車輪ができなくなってしまったのだ。

最初、アマンダの「バーがつかめない」という訴えと落下への怖れは、この技にまつわるちょっとした心の問題だと思われていた。ところが、ある朝、彼女が起きたときに右手にも右腕にも感覚がなかったことから、両親はバーをつかむ力がなくなってしまったのには、肉体的な原因があるのではないかと気づいたのだった。2ヶ月にわたる理学療法によってこの問題は修正され、彼女は握力を取り戻すことができた。にもかかわらず、技自体への怖れは残ったのである。

アスリートがRSPPに陥りやすくなるのは、スポーツによる負傷歴のためだけではない。それは彼女が自分の身体と非常に強く調和しており、何かが欠けていると感じる感覚とも関連している。体操選手の頭の中で「やってはいけない」と言う声は、多くの場合怖れの声ではなく知恵の声であり、内側で何かがおかしいと正しく察知しているからこそ起こるものなのである。

アマンダの段違い平行棒への恐怖心を無意識に助長していた原因の中には、一つ一つは大したことのない落下の経験がいくつも含まれていた。これらは、彼女が最初から怖れを感じていた、平均台での前後への倒立回転を練習していたころに起きた出来事だった。足がうまく台に着地できずにひどく負傷するに決まっていると、彼女は信じていた。それまで自分の身に何かが起きたことはなく、誰か他の体操選手が、この技で落下するところを見たわけでもなかった。しかし、神経圧迫を患う2ヶ月前、アマンダは親友が平均台から降りる際に顔から台に突っ込んでしまい、頬骨を骨折するところを見てしまっていたのである。この鮮烈なイメージが脳裏に焼きついていたのだ。

アマンダが怖れによって動けなくなっていたにもかかわらず、そしてその恐怖心が彼女の行なうすべての物事にまで及んでいたにもかかわらず、彼女の治療は比較的、簡単に行なわれた。これには3つの理由があった。第一に、彼女のトラウマ歴が広範囲に及ぶものではなく、段違い平行棒での事故は大きなトラウマとなったものの、単独の出来事に終わったからだ（パフォーマンス問題が単一のトラウマの結果として起きている場合、複数のトラウマによって起きている場合よりもずっと取り組みやすいものである）。

第二に、アスリートが問題を克服する力は、コーチの態度によって左右されるからだ。アスリートの反復性のパフォーマンス問題にコーチが苛立ち、辱め、感情に虐待するなら、アスリートはさらにトラウマを負うことになってしまう。それによって、RSPPは必ずより解決が難しくなり、治療プロセスも一筋縄ではいかなくなる。幸運なことに、アマンダのコーチは優しくサポートしてくれて、彼女の感情と身体の両面での健康を心から望んでいた。このコーチは、アマンダが直面している困難を、自分のコーチ能力のなさの表れだと個人的に取ったりしなかった。コーチは、アマンダが身体がすくむほどの怖れを前にどう前進して行ったらよいか、私のアドバイスを喜んで聞いてくれたのである。

第三に、アマンダは、底流に心理的障害を抱えて苦しんでいるわけではなかった。アスリートが恐怖心やブロックと取り組むことをサポートする作業は、本人が臨床的に鬱状態であったり不安障害を抱えていたりする場合、より複雑になる。アスリートが鬱や不安障害に苦しんでいる場合、よりRSPPを生じやすくなり、それと取り組んでいくプロセスもまた、より複雑で時間のかかるものになるのである。

アマンダの最大の弱点は、彼女の**完璧主義**だった。彼女は目標を高く持っており、達成できなかったときはいつも自分に厳しかった。自分自身の非現実的な期待に添えなかったとき、彼女は自信をなくし、絶望的に感じることもあった。彼女は近づきつつある競技シーズンに間に合うよう、怖れを乗り越えるための期限を自分に課しており、それが苛立ちと自分への怒りの原因となっていたのである。残念ながらこの種の自分へのプレッシャーは、目標を達成できない、または期限を守れないことによって、苛立ちとフラストレーションを生み、問題を悪化させてしまう。第7章では、パフォーマンスの期待が、いかにアスリートを肉体的にも感情的にも締めつけるかについて語ろうと思う。

完璧主義者であるアマンダは、治療初期のころに挙げた小さく目立たない成果については無視した。その代わり、彼女はまだ怖れが消えていないこと、そして以前できていた技が全部はできるようになっていないということに焦点を当てていた。このことによって、彼女は実際の自分の進歩を歪めて捉えることになった。最初の数回のセッションを経て、体育館でよりリラックスできるようになってきたのである。彼女は怖いと感じていた技に挑戦し、遂行できるよう、前よりも果敢になっていた。コーチは、アマンダの状態に、これらの大きな変化が起きていることを気に留めていた。ところが、間近に迫ったシーズンのために必要な技が怖くてまだできずにいたアマンダは、「今この技ができなかったら、時間を無駄にしてるだけよ！」と言い切り、達成できたことについては見向きもしなかったのだ。この「オール・オア・ナッシング」的な手法は、フラストレーションと自分への怒りを生むものであった。

完璧主義と闘うために、アマンダは自分自身にとって、より優しい内なるコーチであることを学ぶ必要があった。**自己共感**は、スポーツで成功するために必要な態度である。これはＲＳＰＰと取り組む人の場合、さらに大切になる。自己共感とは批判的な自己を抑え、自己理解、自己受容、そして許しで置き換える能力である。これらは完璧主義の解毒剤である。このように反応することで、怖れやブロックを超えるために重要な安全性の感覚が生まれる。アマンダがしていたように自己攻撃で反応すると、不安定さが増してしまう。この内からの過度に批判的な反応は、外から虐待的なコーチがもたらすものと似た影響を及ぼすのである。

アマンダの初期セッションでは、彼女の体育館でのパニックを「鎮める」ことに焦点を当てた。段違い平行棒の事故の経過をたどることで、彼女の「また怪我をするのでは」という怖れを軽くした。ブレインスポッティングのような最先端のトラウマ技法を駆使して、記憶されていた一つ一つのトラウマのうち、力を奪うような構成要素をシステマティックに片づけていった。これによって、競技場に出るたびにずっと反応し続けるようなことがなくなった。

アマンダは明らかにＳＴＳＤに苦しんでいた。彼女の演技を滞らせるような不安は、大元の怖かった体験の中に**無意識に立ち戻っていた**ことから生じていた。私たちの治療プロセスは、アマンダや彼女のような他のアスリートたちが、自分のスポーツ・トラウマから感情的にも肉体的にも距離を置くことができるように助けることを目指す。

私たちが標的にする要素の一つが、予期不安である。「**あれ**」がまた起こるのではないかという怖れである。人によって、「あれ」とはまた怪我をすることであったり、マウンドで投球が荒れること、飛び込みの最中に飛び込み板に当たってしまうこと、ゴールをまたもや決め損なうこと、または単純に恥をかくことであったりする。

アマンダの治療に取り組む中で、私たちは彼女の、また怪我をするのではないかと予期することの怖れが完全に消えてしまうまで、システマティックに働きかけた。

私たちは、起こることを最も怖れている事態を、アスリートにイメージしてもらうことで予期不安を活性化し、それと取り組む。これによってアスリートの苦しみのレベルに杭が打ちこまれ、無意識の怖れが引き出される。そこまでたどり着いたら、私たちはアスリートに、身体のどの部分でそれが活性化しているように感じるか特定してほしいと伝える。そして、活性化が最大になっている箇所で目の位置を特定する。これは、目の位置が、特定のトラウマが脳内で記憶されている場所と直接的につながっているという理論に基づいている。そして、この位置を見つけることで、そのトラウマをめぐる活性化を解放するために、より直接的に働きかけることができるようになるのだ。また、第9章で述べるバイラテラル・サウンドも加えて、アスリートの身体の痛みをシステマティックに処理し、追い出してしまうのである。

私はこうして、アマンダの平均台での前後への倒立回転への長年の怖れを処理した。彼女は、台に降り損ねて、器具の横を滑り落ちてしまうことを怖れていた。そうなったところを思い描いたとき、怖れが身体の中でビクビクと脈打つのを感じた。この反応を処理するにつれて、ビクビクしていたのがだんだん弱まり、最終的に、引き起こすことができなくなった。そのときアマンダは、**活性化させることなく**、平均台での前後への倒立回転ができるようになっていたのである。ミスをする自分の姿が浮かんだとき、彼女は自分の足が安全に、平均台の横に滑り降りるところを**見た**。

続けていくにつれ、アマンダのまた怪我をすることへの怖れは消え去っていった。一度はできなくなっていた技が、少しずつまたできるようになった。私たちは悪夢や特定の技への怖れも含め、彼女の過去のトラウマの一つ一つに戦略的に取り組み続けた。体育館での自信のレベルはどんどん上がり続けた。定期的に怖れが大きくなることはあっても、それはもう身体がすくむほどのものではなく、すぐに処理することができた。

治療開始から2ヶ月後、アマンダは最初の大会で競技に参加した。そして、個人総合で優勝したのだ！　翌月、彼女は地区大会に出場できることを目指して州大会に進んだ。4種目のうち3つをこなす間、彼女は集中とリラックスを保つことができて、よい演技ができた。段違い平行棒が最後の種目で、彼女は自信を感じた。しかし、ウォーミング・アップを終えてから自分の番が来るまで、長時間待たなければならなかった。そしてその間に、ライバルたちの演技のいくつかによって怖気づいてしまったのである。結果として彼女は集中しきれず、飛びつき技の振り上げ倒立に失敗し、バーから落ちてしまった。彼女はすばやく回復し、演技の残り部分は、前年にひどい怪我をすることになった技、開脚後転も含め完璧だった。ところが、着地技に至ったとき、彼女はどういうわけかフリーズしてしまい、バーから手が離せなかった。結果として、彼女は段違い平行棒での得点が足りず、地区チーム入りすることはできなかった。

この種の取り組みにおいて、古い問題が束の間に再発することは、珍しくない。その体験と失望をさらにプロセス処理した後、アマンダはすぐに、安定的に段違い平行棒からの降り技を難なくこなせるようになった。翌年、アマンダは進歩し続けたが、新たなトラウマ体験（他の体操選手が負傷するのを見たことと、落下して背中を傷めたこと）が加わったため、私たちはそれもプロセス処理した。続く3月、州大会で、彼女は地区大会に出場する権利を獲得した。アマンダは大舞台で4種目すべてを成功させ、個人総合で2位に輝いたのだ。

しかし、私たちのねらいは、ただ単にアスリートから怖れやパフォーマンス・ブロックを取り除くことではなかった。それ以上に、私たちは競技者を、大元の障害に襲われる**前**よりも、より回復力の高まった状態に到達させたかったのである。私たちの目標は、アスリートが安定的により高いレベルで演技できるように助けることだった。**ブロックを取り除くために用いるテクニックが、すでによいパフォーマンスが行なえている競技者の場合には特に、パフォーマンスをさらに向上するためにも役立つのだ。**

「はじめに」にでも述べたように、どんなスポーツであっても、成功するためには、パフォーマンスの前と最中にリラックスしていることが大前提である。プレッシャーの下で落ち着いている能力がなければ、どんなに才能があってコンディションのよい競技者でさえも、つまずいてしまうのだ。私たちはアスリートたちが平常心を保つ能力を発達させられるよう援助するが、それはこれまでのスポーツ心理学者たちが用いてきたのとはまったく異なる方法による。従来は、アスリートに漸進的筋弛緩法や自己催眠法、呼吸法トレーニング、そしてイメージ誘導法など、特定のリラクセーション・テクニックが教えられていた。

私たちは、ときにこれらの伝統的な戦略を、自分たち自身のパワフルで集中的なメソッドと統合する。ブレインスポッティング・スポーツワークのモデルでは、アスリートが自身に生まれつき備わっているリラクセーション能力を発見できるよう援助する。たとえば、アマンダは自然と、自分が熱い風呂に浸かってリラックスしているイメージにアクセスするようになった。このイメージは黄色と関連づけられた。彼女は心を落ち着けてリラックスする必要があるときは、**自ら**このイメージと色を用いた。彼女はこの**リラクセーションの源**をさらに活用し、寝室を心が落ち着く黄色でいっぱいにした。練習や試合に参加するときは、必ず自分のリラクセーション・イメージと色を使って、心を落ち着け、パフォーマンスを最大にする助けにした。この効果はバイラテラル・サウンドによってさらに強化された。

次の章では、RSPPというパズルのもう一つのピース、**パフォーマンスへの期待**について見ていこう。アスリート、コーチ、そして親それぞれによる期待が、様々なパフォーマンス問題を助長する。きちんと対処せずにいると、これらの期待はアスリートを救いようがないほど追い詰めてしまう。また、成果への期待は、治療プロセスも遅くすることになる。アマンダの場合もこれが起きた。自分自身の回復の早さについての期待が、私たちの取り組みを妨げたのだ。期待を抑えることを覚えて初めて、彼女を復活へ、そしてさらに高いレベルへ導くことになった、飛躍的な前進が可能になったのである。

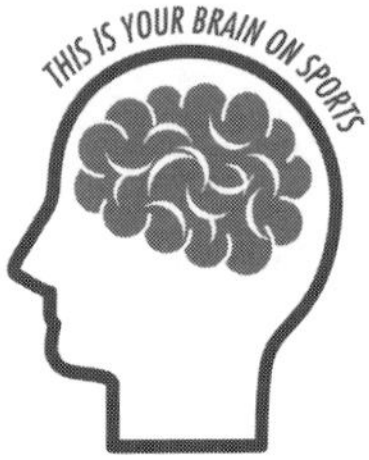

第7章

一体、誰のためのスポーツか？

アスリート、親、コーチの期待が招くダメージ

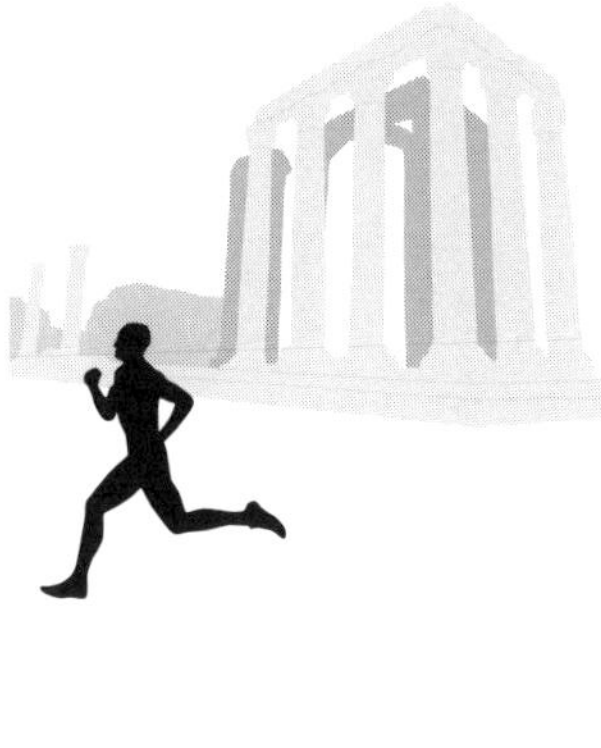

THIS IS YOUR BRAIN ON SPORTS

ダニーは意気揚々と高校2年生の終わりを迎えた。ベンチメンバーからスタメンでポイントガードまで上り詰め、チームを州大会の準決勝まで導いたのである。競技連盟によって、オールスター・チームに選抜され、州大会の特別賞にも名前が挙げられた。平均成績は14得点、5リバウンド、4スティール。ダニーは優れたチームリーダーに成長し、ディビジョン1プログラムの候補に挙がるようになった。シーズン最後のミーティングでは、コーチはダニーについて、次シーズン、そしてその先についても、大きな期待を寄せていることを語っていた。彼がオフェンス陣を指揮していれば、チームは初の州優勝を狙えるだろうと言ったのである。

ダニーは興奮とゲームに向かう新たな意欲とともに、AAU（全米体育協会）のシーズンに突入した。「次のレベルで戦える」という強い思いが高まっていった。彼は最高のコンディションで第3学年を迎えるため、ウェイトトレーニングに励み、週に5日間、4マイル走っていた。コーチにもスカウト陣にも、大学でポイントガードとして十分トップを張れることを証明したかったのである。

ところが、その情熱と努力にもかかわらず、AAUの春季・夏季大会でダニーはふるわなかった。練習ではいいプレーができていたのだが、実際のゲームになるとても同じプレイヤーとは思えない出来であった。前シーズンほどの冴えがなく、しょっちゅうボールを取られて凡ミスも頻発した。シュートもうまくいかず、ここぞというときに決められなくなっていた。この結果を受けて、彼はさらに倍努力するようになった。春から夏にかけて勧誘の手紙や電子メールが徐々に入ってくるようになり、そのたびに今の時期にいかに多くがかかっているかを思い知らされた。11月の高校生を対象としたトライアウトでは絶対に自分の能力を証明しようという決意であったが、心配する気持ちもあり、それは秋に入って膨らんでいった。身体の調子は最高によかったにもかかわらず、ダニーはコートでは動きにキレがなく、ボールがうまく扱えていなかった。リバウンドもいつも通りに取ることができず、ドリブルでも負かされるようになってきたのである。シュートもいまだに決まらず、コーチはそんな彼の「新しい姿」に頭を抱えた。

さらに悪いことに、ダニーが努力すればするほど、試合の結果はどんどん悪くなっていった。大学代表に入れるのは間違いなかったが、スターティングメンバーに入れるかどうかは疑わしかった。技術面から見ると彼は最高のポイントガードだった。ただ、実践で実力がまったく生かせなかったのである。開幕戦もスタメン出場したが、調子が狂っているようであった。後半戦に入り、4度目にターンオーバーを出した後に、コーチは彼をベンチに下げた。残り3分の段階でもう一度投入されたが、チームの僅差での勝利には何ら絡むところはなかった。

当然、ダニーは自分をさらに激しく追い込んでいった。彼の練習内容は、いかに焦りを感じているかを如実に反映していた。相変わらずミスは起こり続け、次第に出場時間も減っていった。目の前のシーズンと大きな夢がどんどん遠ざかっていくのを感じ、彼は自分を責めるようになった。

ダニーには、私たちが出会う他の多くのアスリートたちのような大きな負傷経験はなかった。けれど、RSPを引き起こすに足るようなトラウマ体験を、競技面でも生活面でも**十分に**持っていたのである。飛び抜けた結果が出る年になるだろうという彼の期待が、パフォーマンス障害の出現を誘発したのだ。彼の話は、期待がいかに破壊的な力を持つか、それによっていかにパフォーマンスが妨げられ、もともとあったパフォーマンス問題がいかに悪化するかを物語っている。

期待とは、パフォーマンスの**結果**と**未来**の側面にまつわるものを指す——言い換えれば、トライアウトが、パフォーマンスが、またはシーズン全体の結果が、どうなるかについて予期することを指す。「成功か失敗か？」「負傷することはあるだろうか？」「コーチは自分をスタメンにふさわしいと判断するだろうか？」期待は目標と密接な関係にあるが、目標の場合、アスリートが**起きてほしいと感じていること**に焦点が当たっている。対照的に、期待の中には予期不安の種が含まれており、アスリートが「**起きたらどうしよう**」**と怖れていること**に焦点が当たるのだ。この2つの違いについて見ていこう。

目標は、最終的な成功のために欠かせないものである。目標を持つことによってトレーニングの焦点が定まり、努力を意図に沿って、特定の方向へ向けることができる。目標があることで、アスリートは心から望ましく感じられるような結果とともに、未来図を描き出せる。目標は

「なぜ今こんなに努力しているのか？」という質問への答えになる。クリアで説得力のある目標がなければ、トレーニングは概して散漫なものになってしまう。

残念なことに、多くのコーチやアスリートたちが、目標の扱い方を誤っている。彼らは、**目標とは、練習に役立てるためのトレーニングのツールであること**を理解していないのだ。**目標を立てることの唯一の目的はモチベーションを上げることであり、プレッシャーを与えることではない。**問題が発生するのは、アスリートたちが目標を競技の中に持ちこむ際に生じる。それによってその場で起きていることに集中できなくなり、パフォーマンス障害を招いてしまうのだ。結果にまつわる目標は、パフォーマンスの中に持ちこまれると予想に変わるため、破壊的な力を持つようになる。

期待は目標と同じく、未来志向かつ結果志向のものだ。それは練習や試合、またはシーズン全体において予期することが起きることと関連している。表面的には、期待は目標と似て見える。しかし、よく検証してみると、それは目標からは大きくかけ離れていることがわかる。**適切に使えば、**目標は建設的でモチベーションを上げるツールたりうる。それは**練習**を組織化し、方向性を与え、意味を持たせるものだ。それに対して、期待にはプレッシャーがついてまわり、**焦り**の感覚が生まれる。期待はパフォーマンスに過剰な重要性を与え、**内的葛藤**を生み出す。アスリートたちはこの葛藤を「**〜が必要**」「**〜しなければ**」「**ああ、もし〜なかったらどうなるだろう？**」のような形で経験する。未来に向けたセルフトークは、アスリートたちの筋肉を緊張させ、自信を覆し、目の前の課題に集中できなくするのだ。

アスリートが**これから**起こることに意識を向けているとき、それはあらゆる動物に見られる自己防衛的な定位反応と似た様相を示す。第3章で取り上げたように、定位反応には、その動物を取り巻く環境の中に潜在的な危険を知らせるサインがないかどうか、油断なく見渡す行為が含まれる。動物は潜在的な脅威を感じると、**その脅威のほうを向き**、必要に応じて闘争または逃走できるように身構える。動物は命の危険に曝《さら》されているかのように反応する。そして、潜在的な危険が過ぎ去ったことが確かになるまで、リラックスして通常の振る舞い方に戻ることはない。

では、この定位反応はアスリートたちの場合、どう展開するだろうか？　不意に何かの音が聴こえたら、私たちは、音の発生源への反応を予想しながら、反射的にその方向を向く、つまり定位する。同じように、アスリートたちが持つ予想や期待にも、潜在的な脅威に対する特殊な定位反応、「そちらを向く」反応が伴う。ただし、アスリートたちが反射的に反応するこの「危険」は、**内側に**あるのだ。それは予想や期待に応えることと、応えられないのではないかという怖れとの間に生じる内面的な葛藤なのである。

アスリートたちの持つ期待感を検証していくと、それらの下に**怖れ**が潜んでいることがわかる。ときに、それは肉体的に負傷する、もしくは、再び負傷することへの怖れである。しかし、期待感は、意識的にも無意識的にも、失敗することへの怖れであることのほうがはるかに多い。失敗し、その後、屈辱を味わうというのが、アスリートにとって「危険」の核心の典型である。アスリートの生存は脅かされていないにもかかわらず、そこには「もし失敗したら、自分は屈辱を味わい、一貫の終わりになる」という、感情面での「命の危険」が存在するのだ。パフォーマンスが失敗に終われば屈辱が待っていると予想すると、サバイバル反応が誘発される。そしてその結果、パフォーマンスが悪くなるのだ。

このことは、ゴルファーのスコット・ホックが1989年のマスターズのプレーオフ1ホール目、2フィートのパットを前にしたときにも起きた。彼は、勝ち気にはやった。通常、プロゴルファーならこのパットは95％成功させるものだが、ホックは諸々のことで気がとられていたのである。彼はパットの上で2分も費やし、あらゆる角度からそれを眺め、どんな打ち方がありうるか一つ一つ予期した。長く時間をかけるほど、より思い悩むようになり、ますます彼は自分の自然な本能から遠ざかっていったのだ。

ようやくボールに近づいたとき、彼はいったん後ろに下がった。緩く打つべきか、強く打つべきか、迷ったのである。再び前に出たとき、最後に頭に浮かんだのはこんな言葉だった。「いちかばちか、やってみるか」ホックはボールを強く打ち、ボールはホールを5フィート過ぎたところで止まった。彼は落ち着きを取り戻し、返しのパットを入れてプレーオフ2ホール目へと進んだが、最終的にニック・ファルドに負けたのである。

ホックの考えすぎと結果への集中によって明らかになったのは、彼が持っていた優勝への期待感と、その下に潜んでいた敗北への怖れだった。これらの期待のせいで、彼は本来なら何ということもないパットにプレッシャーを盛り込んでしまったのだ。期待感がなければ、ホックはリラックスした状態で集中し、自動的にボールを打てただろう。

ホックは自分が「指向の対象」としている「危険」について、**意識的に**わかっていただろうか？ 彼はボールの前にずっと立ちながら、失敗と共にやってくる嫌な結果について、感じ取っていただろうか？ 彼は、簡単なパットを外した際に浴びることになる屈辱について、**意識的に**心配しただろうか？ 彼が「危険」を意識していたかどうかはわからない。結果を見ると、彼の頭の中ではネガティブな予想が展開されていたことがうかがえる。それ以外に、経験豊かなプロが何の変哲もないパットにあれほど時間をかけ、しかも大きく外す理由が考えられるだろうか？ 皮肉なことに、頭の中に潜んでいたであろう屈辱への怖れこそが、まさにその通りの結果をもたらした。この出来事があってから何年もの間、スポーツ・メディアはスコットの大失敗を忘れさせてくれず「スコット・ホック、大きく外して自滅」報じた。

アスリートたちの予想や期待は、実際には**条件反射**である。たとえば、ビーンボール（故意に頭を狙う球）を投げられたことがある野球選手は、身体の他のどこよりも、頭に球が当たることを怖れるようになる。トラウマが彼の反射に条件付けをし、打席に入るときは必ず、自己防御的に反応するようになるのだ。結果として、彼は注意散漫になり、緊張し、重心が踵に乗る。このトラウマによって条件付けられた**サバイバル**反応は、アスリートの反応に必ず介入するようになる。なぜなら、それは筋肉の記憶に対する条件付けだからだ。これが、スコット・ホックがようやく彼の不運なパットを繰り出したときに起きたことである。条件付けられたサバイバル反射が、本来なら簡単にボールをホールに沈めることができたであろう彼の自然な反射を、ショートさせてしまったのだ。

ＲＳＰＰを解消していくにあたり、私たちはトラウマ由来の条件反射にフォーカスし、**条件付けを解除し、**つまり干渉的なサバイバル反射を解除し、アスリートがリラックスして自分自身の自然に発達したパフォーマンス勘に身を委ねられるようにする。私たちのメソッドによって、トラウマ由来の条件反射を特定し、プロセスし、解放することができる。頭にボールをくらったバッターは、もうバッターボックスに立つときに、同じことが起こることを予測しなくなる。彼はリラックスして、筋肉の記憶に任せることができる。段違い平行棒での離れ技で深刻な怪我を負った体操選手が、今は苦もなく同じ動きをこなせるようになっている。レース中に膝に重傷を負ったスキーヤーが、スキー板を履いて及び腰でいるのではなく、全身で前へ向かえるようになっている。以前は手首が固まりひきつけを起こして3フィートのパットをミスしてしまったゴルファーが、今では同じことが起こるのではないかと怖れることなく、気持ちよくパットを打つことができるようになっている。

これは「**何が起きるか試してみよう**」という姿勢に表れており、それは「**また『あれ』が起きたらどうしよう**」という予想とは正反対のものである。予想することなくパフォーマンスに入ると、そこに通常生じてくるのは嬉しい驚きだが、大事なパフォーマンスの際に予想や期待が持ちこまれると、そこで生じてくるのは**苦い失望**なのだ。もし失望を感じたら、そこに期待によるプレッシャーが持ちこまれてしまった証拠である。

「予期」(anticipation) を、「期待や予想」(expectation) とは違うものとしてとらえることは、大切である。期待や予想が、思考を司る前頭葉による意識の産物であるのに対して、予期は、もっと脳の深層部における無意識の産物なのである。予期は、偉大なアスリートたちが自動的に行なう本能的なことである。アスリートが予期するとき、すぐ先の未来について、無意識に直観する。ディフェンダーの動きやボールの飛び方を、それが実際に起こるよりもほんの一瞬早く予期するのである。この、次に起こることが「わかる」不思議な能力は、偉大なアスリートたちに見られるものである。こんなふうに、「**感じる**」ことで予期すれば、成功する。しかし、「**考える**」ことで予期すると、失敗するのだ。

ヤンキースのデレク・ジーター遊撃手は、打球がどこに飛んでくるかを察知する本能的な能力を頻繁に発揮する。ジーターの予期を、かつてのチームメイト、チャック・ノブロック二塁手の予期と比べてみよう。ノブロックはミネソタ・ツインズでゴールデン・グラブ賞を受賞するほどの選手だったが、ヤンキースに移籍してから調子が狂ってしまった。恥ずかしい送球ミスが相次ぎ、メディアにも曝された結果、ノブロックはまた「あれ」が起こるのではないかと、一塁に送球するたびに心配するようになった。結果として、彼の身体はグランドに出るたびに、野球ではなく危険の方へ、本能的に照準を合わせるようになっていったのだ。ジーターの予期は本能的で無意識的なものであり、パフォーマンスの幅を広げる助けになっていた。ノブロックの予想は意識的でストレスを引き起こすものであり、彼の本来のパフォーマンスを妨げるものだった。

「期待や予想」の源泉《ソース》

ここまで、期待や予想がいかに大事な局面での失敗やスランプ、ブロックを引き起こし、ＲＳＰＰの引き金となるかについて、大まかに説明してきた。ＲＳＰＰに苦しむアスリートたちが「さっさと乗り越えたい」という期待に曝されたとき、ＲＳＰＰはさらに手に負えなくなっていく。これらの期待はダニーの場合のように内側から生じることもあれば、コーチや親、ファン、ときにはスポーツ心理学者たちによって、外側から助長されることもある。これらの期待感がどこからやってくるのか気づけずにいると、繰り返されるパフォーマンス問題はたいてい解消されず、悪化していく。対照的にこれらの期待や予想の源とその破壊的な性格に気づくことができれば、そのネガティブな影響も覆すことができるのだ。

アスリートが生み出す期待感

ＲＳＰＰに陥ったアスリートたちは、自分のパフォーマンスがうまくいかないことに我慢できない。なぜＲＳＰＰが起きているのか、悩んでいる本人にはさっぱりわからないのだ。なぜ体操選手としてそれまで何年もこなしてきた平均台での逆とんぼ返りが、突然できなくなってしまうのだろう？　なぜ飛込競技の選手が、５年も前にできるようになっていた後踏切前飛を、わけもなく怖れるようになるのだろう？

なぜ、二塁手が一塁手への通常の送球ができなくなったり、水泳選手が本番になると練習のときよりもずっとタイムが落ちてしまったりするのだろう？

パフォーマンス障害の理不尽さがアスリートの焦りとフラストレーションを助長し、問題をさっさと克服したいという期待感につながっていく。もっと頑張って意志の力で繰り返されるパフォーマンス障害を乗り越えようとしても、決してうまくいかない。ＲＳＰＰをどうすることもできなかったとき、どんな反応が起こるかは想像に難くない。感じていたフラストレーションと焦りが、内に向かうのだ。それらは悪質な内なるコーチの役割を果たすようになり、ネガティブなセルフトークを使って自分を卑下し、そうしてただでさえ脆《もろ》くなっていた自信がさらにボロボロになっていく。

たとえば、８ヶ月前に段違い平行棒の後方への離れ技でひどい大怪我を負ったレベル10の体操選手が、「ゆか」での後方系のタンブリングがどうしてもできなくなってしまった。頑張れば頑張るほど、簡単なタンブリングパスさえもできない自分にフラストレーションが高まっていく。焦りはすぐに自己嫌悪に変わり、タンブリングをしようと思ってもどうしても身体が動かなかったとき、彼女は自分をとことん責めた。泣き崩れ、練習で何とかなるだろうという希望を失った。問題をさっさと乗り越えられるだろうという期待や予想が、問題はこの先も続き、さらに悪化していくだろうという予想にすり替わってしまったのだ。

このネガティブな予想がパフォーマンスに持ち込まれると、必ず失敗へ導くような、自己成就的な予言のスイッチが入る。

たとえば、あるクロスカントリースキーの選手は、レース中に原因不明の疲労に襲われるようになった。練習の段階ではまったく問題がなかったのに、２マイル目に入ったところでどうしようもない疲労に襲われ、トレーニング中はいつも打ち負かしていたチームメイトたちにどんどん追い抜かれてしまったのだ。彼女は、レースが迫ってくるたびに、「あれ」が起きるのではないかという強い不安を感じるようになった。それが原因でレース前は眠れなくなり、身体がこわばるようになった。いざレースが始まると彼女の不安と緊張感はさらに高まり、結果として効率的な走りができず、早くから疲れ始めた。状態は2マイル目に近づくとさらにひどくなった。「またあれが起こる」という不安と思考がスムーズな呼吸を妨げ、身体をこわばらせ、当然の結果としてスピードが落ちた。走者はきっと失敗するだろうという思い込みがRSPPに拍車をかけることになったのだ。

　RSPPを前にしたアスリート自身の焦りとフラストレーションは、熱心なアスリートによく見られる2つの特徴によって、さらに助長されてしまう。その特徴とは、**完璧主義と競争心**である。

完璧主義——「完璧主義者は、毎回必ず失敗する」

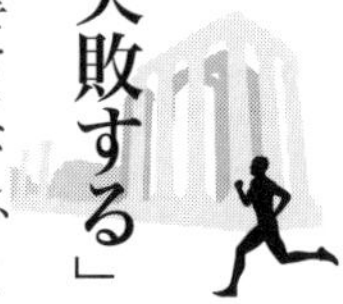

　完璧主義とは、すべての取り組みを完璧にこなし、ミスは一切認めないという、内なる探求である。それは真剣なアスリートにとって大切な特質であるようで、実際、完璧主義者は適応的で健康的な者よりも優れた結果を出す。ただ皮肉なことに、完璧主義はアスリートの失敗の原因ともなりうるのだ。なぜそんなことが起こるのだろう？　完璧主義は諸刃の剣である。その性質をコントロールすれば、障害物をものともせず、成功への道筋を切り開くことができる。しかし、完璧主義がコントロールできなくなったとき、それは自分に不利に働くようになり、自尊心がボロボロになって、最終的に夢が破れてしまうのだ。

　完璧主義の問題点は、卓越性に到達するための努力が、いつの間にか、達成不可能なレベルより少しでも劣っていることが許せないという非現実的な要求の高さにすり替わってしまうことである。ミスが許せないことは、スポーツでは問題となる。なぜなら、完璧なことなどありえないからだ。私たちは皆もともと、それぞれの個性のゆえに欠点も抱えている。このことは競技の世界にも、それ以外の生活のすべての側面にもあてはまる。最高のパフォーマンスにおいてさえも、不完全な要素はいつも含まれている。**そして、「完璧な」パフォーマンスにもかかわらず負けることもあるのだ！**

　スポーツの世界では、ミスや失敗は避けることができない。本当に重要なのは、それらとどのように向き合うかである。完璧主義者たちは、この現実にうまく適応することができない。非現実的な期待が、冷静な判断を脇

完璧主義という諸刃の剣

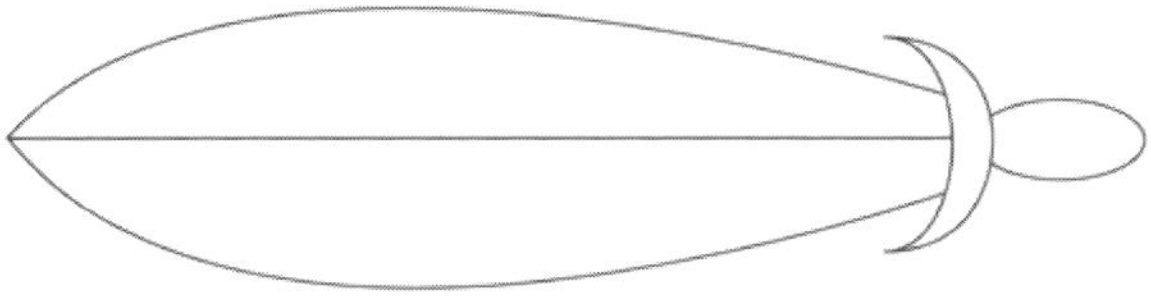
建設的に用いられた場合：
モチベーションを高め、障害物を克服し、
自信を築き、目標に到達する助けとなる。
完璧主義者は
毎回必ず失敗する
破壊的に用いられた場合：
モチベーションが損なわれ、自信が切り
刻まれ、新たな障害物を生み、目標の達
成を妨げる。

に押しやってしまうのである。アスリートは、打席に立つたびにヒットを打ち、シュートをすべて決め、すべての試合で勝利をおさめることを予想する。頭ではそんなことは不可能だとわかっていても、まるでそれが可能なことであるかのように、失敗に対して感情レベルで反応してしまうのだ。

負けず嫌いであることと、**負けることを受け入れられないこと**との間には、違いがある。真剣なアスリートは、心の底から負けず嫌いである。勝つために激しいトレーニングを行ない、負けることを不快に感じている。しかしながら、負けることも視野に入れている。失敗は競技スポーツにおいて避けられないものであり、成功に至るために必要な前提条件であるということを理解しているのだ。アスリートは、失敗から、次によりよい結果を出すためには何を変えればよいのか、フィードバックを得ることができることを知っている。

完璧主義者たちは、このようなレッスンをうまく活用することができない。失敗そのものに対する抵抗感で混乱するのである。彼らは自分への怒りによって、「感情的に乗っ取られて」しまい、その感情が完璧主義のアスリートの目を曇らせ、一見ネガティブな出来事に見える失敗の中のポジティブな要素について、見えなくしてしまう。完璧主義者は、自己評価の面で現実を歪めて捉えてしまう。完璧主義者はいつも自分自身の最悪の敵であり、最も厳しい批評者なのだ。コーチや親が素晴らしいと評価するパフォーマンスでも、完璧主義者本人はパッとしないものと見なしていることが多い。

たとえば、ある高校バスケットボールの選手は、自分の所属するチームを、ほぼ彼女自身の力だけで州大会の準々決勝と準決勝での勝利へ導いた。決勝でも彼女は自分の支配力を発揮し、28得点を挙げて接戦に保っていた。残り5秒、2得点を追う状況で、彼女はドリブルしながら攻め上って行った。ディフェンダーを2人かわし、スリーポイント・シュートを狙う。それが決まれば、ゲームの勝利はもちろん、州大会での優勝が手に入るのだ。ボールは決まらず、チームは負けた。その後、彼女は完全に失敗したように感じ、慰めようがないほど落ちこんだ。敗退したことで自分を責め、コーチのこともチームメイトのこともがっかりさせてしまったと信じこんでいたのだ。それればかりか、彼女はバスケットボール自体をやめることまで考えていた!

RSPPを抱えるアスリートたちは、完璧主義者であるとなおさら、滞りから抜け出すのが難しくなる。完璧主義によって我慢がきかなくなり、有効な治療プロセスには不可欠な、少しずつ積み重ねられる進歩が目に入らなくなってしまうのだ。たとえば、サーブに問題を抱えていたテニス選手が、何ヶ月かぶりに試合で会心のサーブができたものの、強敵を相手に、試合自体は負けてしまった。彼女のコーチは、彼女がようやくリラックスしてよいサーブが打てるようになったことを喜んでいた。ところが選手自身は、「負けたということは、自分のサーブはまだひどい状態に違いない」と解釈してしまうのだ。

もう一つ、体操選手の例を挙げよう。彼女は平均台で後方倒立回転跳びを行なうことを怖れていた。そしてその演技ができない限り、進歩があったとしても、ないものと見なしてしまうのだった。恐怖心のレベルが下がって、その技を練習用の高さのない平均台で成功させられるようになってからも、彼女はそのことを認めなかった。完璧主義者が**何も変わっていない**という間違った思いこみを持つ限り、アスリートは前に進めないのだ。

競争心

アスリートの直面する問題を助長し、ＲＳＰＰの解消を妨げる二番目の特質は、競争心である。完璧主義と同じく、競争心も諸刃の剣だ。適切に用いられれば、競争心によってアスリートのレベルが上がり、目指す夢に至る道が開けていくだろう。自分より強い相手と競うことでアスリートのスキルは上がり、もっと強くならなければという思いが促される。しっかりしたトレーナーはアスリートたちがいつも高いモチベーションを保つように仕向け、トレーニングの効果を高めるものだ。

健康な見方ができる場合、選手は対戦相手を、卓越したものを追求する際の「パートナー」と見なす。対戦相手がいるから、よりよく、より早く、より強いパフォーマンスをせざるを得なくなり、それによって、個人的な目標を達成するチャンスも増えていく。象徴的なのは、競争のラテン語の源をたどると、「共に探求すること」という言葉から発しているということだ。

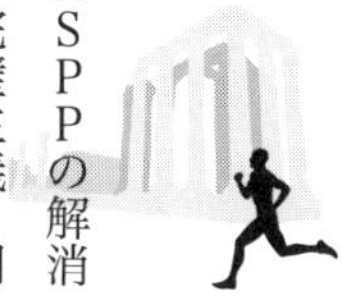

アスリートが競争心という剣のコントロールを失うとき、それは競技も自信も切り刻み始める。過剰に競争心の強いアスリートは、対戦相手を**個人的な脅威**と見なす。対戦相手が何をしているかが気になり、気を取られてしまうのだ。**逆説的なことに、対戦相手を過剰に意識すればするほど、相手に負ける可能性も高まっていく。**勝つ可能性を高めたかったら、**アスリートは対戦相手ではなく、自分自身により集中するべきなのである。**

第2章に登場したディビジョン1のゴールキーパー、コリンは、ゴールポストの中に入るとパニックを起こしてしまう症状と闘っており、ライバルの1年生選手と自分を比べることがやめられなかった。練習中は向こう側のゴールをいつも遠目に意識し、チームメイトが何をしているか、ヘッドコーチが誰に注目しているかをチェックしていた。試合中でさえもコリンは自分のプレーをライバルと比べており、そのせいで集中を欠いていた。チームメイトに気を取られることで彼の不安は高まり、役割に集中できず、自信低下に拍車がかかった。自分の過剰な競争心を抑えられるようになって初めて、コリンはパフォーマンス問題を乗り越えることができるようになったのだ。

外部から生じる「期待や予想」：コーチと親たち

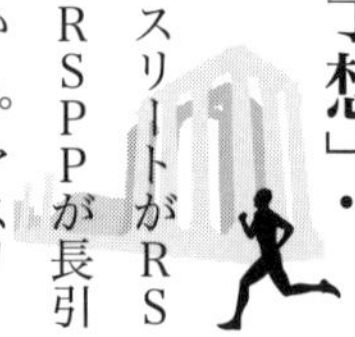

アスリートを取り巻く人々の中に、アスリートがＲＳＰＰで苦しむのを見たい人などいない。ＲＳＰＰが長引けば長引くほど、その害も大きくなっていく。アスリートのアイデンティティがスポーツ自体と密接につながっているため、ＲＳＰＰが感情面にもたらす混乱は、アスリートの生活の他の領域にも広がっていく。スポーツにおける問題は、すぐに学業や私生活にも影響していくのである。危機が深刻化するにつれて、親やコーチは状況を好転させようと動き始める。残念なことに、親やコーチの「手助け」が必ず役に立つとは限らない。よかれと思っていても、うっかり「火に油を注ぐ」ことがあるからだ。親やコーチが陥りがちな期待の罠は、非常にありふれたものである。「さっさとこの問題を乗り越えさせてしまおう」と考えてしまうのだ。これは表面的には役に立つ反応のように思えるが、このようなパフォーマンスの見立てでは、ＲＳＰＰを悪化させてしまう。

私たち人類は、生きるにあたり、苦痛を回避して安らぎを追及する傾向を持っている。ＲＳＰＰによる苦痛はアスリートから取り巻くすべての人々へと伝染していき、この「謎」を解いて落ち着かない状態を解消するために、必死な行動が誘発されていく。コーチはアスリートが困難を乗り越えていけるよう、自分の持てるあらゆるツールを引っ張り出してくる。アスリートの動きをあれこれいじくり回したり、トレーニング量を増やしたり、練習内容を変えたりするのである。それでも効果が上がらないと、コーチはアスリートに、自分の力で**とにかくやれ**、と言い出すかもしれない。

責任感の強いコーチにとって、力を発揮しきれていないアスリートはコーチ自身の怠慢を示しているかのように感じられてしまう。コーチの力量は、しばしばこのような、短期間での成果だけで判断されるものなのだ。だからコーチも自然と、アスリートの反復性パフォーマンス問題に直面して、自分の仕事能力が直接的に脅かされているかのように感じてしまいがちになる。何を試みても失敗が続くとき、多くのコーチが耐えきれなくなり、アスリートに感情的に辛く当たるようになってしまう。

たとえば、１９８７年にマッキー・サッサーが投手に球を投げ返す前に2度も3度も予備動作を入れるのをやめられなかったとき、コーチ陣の1人は彼をチーム全員の前に呼び出した。そしてマッキーに、「球をちゃんと投げ返すことができなかったら、そのたびに罰金20ドル」と告げたのだ。サッサーにとっては屈辱的な出来事だった。残念なことに、RSPPに対して、期待ゆえにコーチがこのように屈辱的な対応をすることは珍しくない。結果として、アスリートは再びトラウマを負うので、パフォーマンスにおける苦悩はさらに増し、アスリートの自意識はより強くなっていく。サッサーは私たちに、「この出来事の後、投球についての不安は急に強くなった」と語っている。

コーチと同じく、親たちも、子どものパフォーマンスにおける問題に巻き込まれてしまうことがある。そしてその結果、期せずしてよい影響よりも悪い影響を与えてしまう。親が介入するとき、それは子どもを助けたいという心からの願いから発している。わが子が何度も失敗し、苦しむのを見ていると、愛情溢れる親としては、何かせずにはいられなくなってしまうのだ。そんな親たちは、RSPPが解消できるよう「役に立つ」提案をしてみることが多い。ところが、子どもがこの「助け」によって問題を解決することができなかったとき、親たちはフラストレーションを感じるようになるのである。

わが子が早くRSPPを乗り越えてほしいという親の期待は、起きていることを明確に理解していないから生じるものだ。「うちの娘は、これまで何年もやってきた逆とんぼ返りがどうしてできなくなってしまったんだろう？」「うちの息子はバッティング練習のときはかっ飛ばしているのに、なぜ試合になると打てないのだろう？」「うちの娘はサッカーが上手なはずなのに、試合になると絡んでいくのを怖がるのはどうしてなんだろう？」

ときに、RSPPの源泉《ソース》をたどっていくと、親からの期待とプレッシャーにたどり着くことがある。親たちが子どもにというよりも、スポーツ自体のほうにより熱心に気持ちを注いでいると、多くの場合、パフォーマンスにおける問題が現れるのだ。たとえば、ある13歳のフィギュアスケート選手が、もう1年もダブルアクセルでつまずき続けていた。どんなに頑張っても、ジャンプしてうまく着地するために必要な、リラックスした状態になれなかったのだ。彼女のコーチは戸惑っていた。なぜなら、この選手はそれまでの学習プロセスの中で、パフォーマンス上の問題を呈したことが一度もなかったからである。

選手自身とその母親と会ってみて、私たちはすぐに、スケートをより大切に思っているのは娘ではなく、母親の方だと気づいた。13歳の娘はスケートが大好きだったが、全国レベルで活躍したいとまでは思っていなかったのである。彼女は地元の大会や地区大会に出られればそれで満足だった。彼女がスケートの目標として挙げたのは、ただ「楽しむ」ということだけだった。しかし、母親の頭の中ではオリンピックのテーマ曲が流れていて、母親はそっちに気を取られていた。娘が十分努力すれば、全国、そしてオリンピックでも金メダルが獲れるだろうと信じていたのである。娘がダブルアクセルをなかなか成功させられなかったのは、母親の目標が自分の目標と一致していないことが原因だった。期待が彼女にプレッシャーを与え、無意識に封じこめてしまっていたのだ。

親もコーチも、アスリート自身が何のために競技に臨んでいるのかをきちんとわかっていることが欠かせない。適切な大人の振る舞いとは、アスリート自身の目標と歩調を合わせていることなのだ。そうすれば、その目標に沿ってアスリートと関わり合うことができる。そのプロセスでは、親もコーチも自分の目標や期待を度外視しておく必要がある。こうして大人たちが若いアスリートたちに心理的なスペースを持たせることができて初めて、アスリートたちはより幸せでよりリラックスしていることができ、RSPPもよりたやすく乗り越えることができるようになるのだ。

これはつまり、親もコーチもアスリートを忍耐強く見守り、無条件のサポートを与える必要があることを意味する。アスリートが置かれている苦境を思いやりを持って感じ取り、そのうち抜け出せるだろうと、安心させる必要があるのだ。自分を取り巻く影響力の大きい大人たちが、期待や予想ではなく、忍耐強さと共感を持って接してくれるとき、アスリートの周りに、RSPPを乗り越えるために不可欠な、安全な環境が創り上げられる。

スポーツにおける「期待や予想」の連鎖

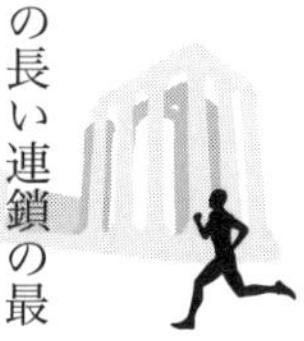

競技スポーツに見出される期待や予想の長い連鎖の最後に現れるのが、アスリートの自己期待である。アスリートが自分にかけるプレッシャーは、たいてい親やコーチによって焚きつけられている。親たちが自分の息子や娘にかける期待は、「優秀な子ども」を育てたいという、親自身の自己期待によって駆り立てられている。パフォーマンス面で子どもがつまずいていると、親たちは子どもの失敗は自分たちの失敗の表れであるかのように感じてしまうのだ。

同じように、コーチも力を十分に発揮できないアスリートの存在を耐えがたく感じてしまうものである。なぜなら、それがコーチの能力の尺度になってしまうからだ。彼らの職業的な安定は「勝者」を産み出すことにかかっており、RSPPに苦しむアスリートが成功していることは少ないからである。自分が見ているチームや選手が勝てないということは、コーチにとって、様々な範囲におよぶ暗黙の期待と公然の期待に応えられないということを意味する。チームが負けるということは、親やファンや卒業生たちががっかりするということだ。負けに至ったプログラムのコーチは、上司やアスレチック・ディレクター（体育局長）、理事会の目に「失敗した」ように映る。「ある程度の」期間内にチームを勝利に導くことができなければ、コーチは職を失う危機に曝される。

コーチが、アスレチック・ディレクターから感じる成果を出すことへのプレッシャーは、アスレチック・ディレクターが役員から感じるプレッシャーと相似形である。アスレチック・ディレクターの使命はスポーツ・プログラムを発展させて強くなるよう監督していくことであり、その必要性はアメリカン・フットボールやバスケットボール等の「より重要な」スポーツについては特に高まる。常に二流の成績しか上げないチームは、アスレチック・ディレクターがちゃんと仕事をしていない確たる「証拠」となってしまうのだ。

そしてアスレチック・ディレクターが「残念な成績」を残すと、それは大学や高校の役員たちに響いてくる。彼らは、親や卒業生から、学校の競争力を広い市場で保つようプレッシャーをかけられているのだ。大学のスポーツ・プログラムにおいては、負けてばかりのチームは卒業生をもがっかりさせる。がっかりした卒業生は財布の紐も固くなる。学長は卒業生からの寄付や新入生募集の面で、常勝チームがいかに経済的な影響を及ぼすかをわかっている。したがって、学長もまた、大学を代表するような常勝スポーツ・プログラムを求める傾向を有しているのだ。

サウスカロライナ大学のアメフト・プログラムのケースを見てみよう。ゲームコックス（訳注：大学のスポーツチームの愛称）はアメフトのヘッドコーチ、スティーブ・シュプリエの年俸を50万ドル引き上げ、契約を2012年いっぱいまで延長した。シュプリエの年俸は175万ドルに跳ね上がった。ちなみに、この大学の終身教授の平均給与は9万2千ドルである。

期待の連鎖がアスリートのところまでフィルターを通ってくる際、一つ段階を経るたびに期待の度合いも強まっていく。ときには、例外的に優れたコーチが緩衝材の役目を果たし、アスリートをこの連鎖を伝わってくる期待から守ることもある。元ヤンキースの監督である、ジョー・トーリがそのよい例である。気難しいオーナーのジョージ・スタインブレナーは細かいところまで支配しようとする人物で、期待も非常に高く、完璧以外は一切認めなかった。自分のチームの選手やコーチがさっさと結果を出さなかった場合、彼は公然とそれを批判し、あっという間にトレードしたりクビにしたりしたのだ。彼が与えたプレッシャーは、ニューヨークのファンやスポーツ・メディアの予想や期待と監視によって、さらに強められた。

ヤンキースが2004年のALCS（訳注：アメリカン・リーグの優勝決定シリーズ）で、あと一勝のところから宿敵レッドソックスに負け越したとき、スタインブレナーは監督のジョー・トーリから始めて、戦犯を一掃する姿勢を見せた。同じパターンが2006年のALCSでも起きた。その年、ヤンキースは一勝した後に、タイガースに4連敗を喫したのである。どちらの年も、スタインブレナーは表立って監督への不満を表明した。ところが、トーリはそのプレッシャーと期待感を、選手たちに伝播させなかった。その代わり、彼はスタインブレナーの脅しを遮り、選手たちを守ったのである。

スポーツにまつわる期待の連鎖

業生・ファン・親・クラスメート・メディア

↓

直接的なプレッシャーを与える

↓

大学当局

↓

大学学長、大学理事会、学区教育長、高校校長

↓

アスレチック・ディレクター

↓

チームのヘッドコーチ

私たちは皆、自分に対してパフォーマンス面での期待を持っている。しかし、普通の状況下では、これらの期待はＲＳＰＰに見られるような破壊的なレベルには至らない。**アスリートもコーチも親も心に留めておく必要があるのは、パフォーマンスにまつわる期待はパフォーマンスのレベルが上がることを妨げ、ＲＳＰＰを強めてしまう、ということである。**アスリートの中でこれらの期待は「ヒットを打たなければ」「10ポイント獲らなければ」「また負けたらどうしよう？」というような思考に変換される。先にも述べたように、期待や予想はパフォーマンス前の緊張につながり、アスリートが実力を発揮する妨げになってしまうのである。

アスリートたちはこのような期待や予想を、私たちが「内なる批判者」と呼ぶ声に変換する。その声はきついレースや辛い練習中に現れて、こんなことを言う。「これは辛すぎる。もう疲れた。どうしてみんな私より優秀なんだろう？」セルフトークはパフォーマンスの直前や最中に、自分に指示を与えるためにも用いられる。たとえば、こんなふうに。「落ち着いて、ボールは確実に自分の前にキープするんだ。手をうまく使いながら空いた

スペースを探そう。フェアプレーを心がけて、ファウルを取られないようにしないと」。

内容がポジティブなら、セルフトークは有効で自信を高めるツールだと信じられている。従来のスポーツ心理学では、「ポジティブなアファメーション」でセルフ・コーチングを行なうことが、育てるべき大切なスキルと見なされる。**しかし残念なことに、ポジティブなものであっても、セルフトークは意識的で、パフォーマンスの邪魔をする可能性があるのだ。**

RSPPに苦しむアスリートたちにとって、自分の中で「善」と「悪」が絶えず戦っているかのように感じられるものである。目前に迫った舞台についてポジティブなセルフトークをし続けようとするのだが、頭の中にはネガティブで悲観的な声が潜入してくるのだ。「またあれが起きたらどうしよう?」「投手に球を投げ返せなかったらどうしよう?」「またボークを取られたらどうしよう?」「またレース前に気持ち悪くなったらどうしよう?」。

RSPPで苦しむアスリートたちの場合、過去のトラウマに起因する不安が、ネガティブな予想を増大させる。

これらのネガティブな内面でのプロセスが、アスリートたちを、まさに回避したいと思っていたもの、つまりさらにひどいパフォーマンス問題へと導いていくのである。次の章ではセルフトークについて、RSPPとの関係やなぜそれが私たちに不利に働くのか、**どうしたらセルフトークを自分に有利に生かせるのか**、もっと詳しく見ていこう。

第8章

セルフトークとRSPP（反復性スポーツ・パフォーマンス問題）

天使と悪魔のささやき、内面での闘い

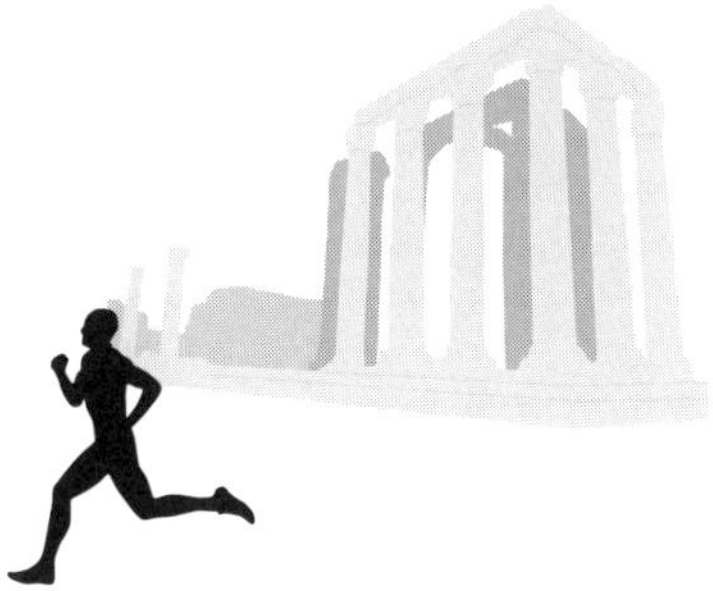

THIS IS YOUR BRAIN ON SPORTS

RSPPに苦しむアスリートにとっては、パフォーマンスをすると決まった瞬間から闘いが始まる。それは大きな試合、レース、競技の前夜かもしれない。まるまる1週間前から始まるのかもしれない。**再びそのような**状況に置かれるだろうと一度わかってしまうと、その不安感は徐々に構築されていく。不安感は、アスリートの頭の中で増えてくる対話によって、さらに焚きつけられる。それはポジティブとネガティブとの間の葛藤であり、絶望的な希望と極度の怖れとの間の葛藤である。意志と意志との間の大きな闘いは、2つの異なる部分にまたがっていて、私たちのクライアントの多くは、一方の肩に乗っている天使ともう一方の肩に乗っている悪魔との争いとして描写してきたものである。

ポジティブな側は、準備は万全とか、役目を果たせる技量を持っているとか、すべてはうまくいくとか、アスリートに、しつこく自分自身に言い聞かせて安心させようとする。これまでポジティブなものへ無理やり変えることに成功してきた事例のすべてを、アスリートは思い起こすのかもしれない。このポジティブな側は、「助けとなる」直前のパフォーマンス戦略や適切なテクニックのコーチングも提供してくれる。ネガティブな側は、アスリートが標準以下の恥ずかしいパフォーマンスを忘れ去ることをできなくする。ネガティブな側は、誤った道に招くかもしれないことすべてに関する「もし〜ならどうなるのか？」という長いリストを見せ続ける。そのせいで、自己疑念で身動きがとれない状況になってしまう。このネガティブな流れには、すべての**やるべきでないこ**とを短時間に振り返ることも含まれる。

内面での争いは昔から知られているものだ。たとえば、「おまえにはこれが**できる！**　できることは俺にはわかっている。練習を見事にやってきた。おまえは準備万端だ。身体も素晴らしい仕上がりだ。コーチから見て、身につけた技量を発揮しろ」このセルフトークが定着する前に、ネガティブな声が、ポジティブな議論にパンチで大きな穴を開け始める。すぐに、ネガティブさが、あまりにも騒がしいので、アスリートのハートに怖れの攻撃を加え、ポジティブな思考は、多くの敵に囲まれ、退却中の兵士のように逃げ出していくことになる。

「上手にプレーできることを**望む**。しかし、**もし**できなかったら**どうしようか？**　**もし**またグダグダだったら**どうしようか？**　コーチは私に怒った。**もし**またビクビクとしたプレーをしたら**どうしようか？**　また怪我をするかもしれないと思ってはダメだ。ボールを奪われることは心配していない。でも、**もし**奪われたら**どうしようか？**　今日は出番がないことを祈るだけだ。悪い予感がする。試合がすでに終わっていればよかったのに」

ネガティブな側で最もよくある表現が、「もし～したら、どうしようか？」である。「もし～したら、どうしようか？」が、アスリートの身に何かよくないことが起きる前兆となることはよくある。それらはアスリート自身に跳ね返ってきた、アスリートの想像力の表れなのだ。

端的にいうと、「もし～したらどうしようか？」は、アスリートの心配の核心であり、好ましくない結果を予告するものだ。「再び起きたらどうしようか？」は、ＲＳＰＰを抱え込んでいるアスリートが振り払うことのできない、脅迫的な思念である。とても興味深いことだが、「もし上手いプレーをして、勝ったらどうしようか？　そうすれば、トーナメントのＭＶＰになってしまうかもしれないし、州の優勝者にされてしまうかもしれない。そうなったら恐ろしいよね？」といったような文脈では、「もし～したらどうしようか？」という表現が使用されることは決してないのである。

ＲＳＰＰを抱え込んでいるアスリートは、このようなポジティブとネガティブの渦の中で、凄まじい量のエネルギーと結びついているのである。どちらの側が「勝つ」としても、内面での葛藤によって、意識上で思考する**前脳領域**へとアスリートは誘われる。そのときの過度な思考によって、アスリートの筋肉は硬化し、自分のパフォーマンスに集中できなくなる。ネガティブな声は、ポジティブな声と比べて、**常に**より大きく、より執拗であり、最終的にはポジティブなものをかき消してしまうのだ。ブロックされているアスリートにとって、ネガティブな声はポジティブなものと比べて**馴染み深く**、より**真実だ**と常に思われる。これはどうしてか？　短い実験をしてみよう。

目を閉じて、職場や学校や練習の場でよい成果を上げた最近のことを思い返してみよう。そうしながら、この体験に対するあなたの反応に意識を向けてみる。感情的かつ身体的にどのようにあなたは感じるだろうか？　どのような強い反応があるだろうか？　さあ、心を一度スッキリとさせてから、このエクササイズを繰り返してみよう。ただし今回は、**失敗した**ことに焦点を当ててみる。もう一度、このまずいパフォーマンスによって、あなたが感情的、身体的にどのように感じるのかに意識を向けてみよう。あなたは何を発見しただろうか？

このエクササイズを試したほとんどの人は、ポジティブな体験では気持ちよく感じたけれども、ネガティブな体験のようには、はっきりせず、強力でもなく、長時間持続するようにも思えなかったと報告している。事実、まずいパフォーマンスを思い返すときには、それはより詳細まではっきりとしていて、もっと長く離れないさらに強い身体感覚やネガティブな感情がもたらされる。これはどうしてなのだろか？

おそらく、そのような習性を人は備えているのであろうが、私たちが注目するのは、気持ちよいと感じるところから不快と感じるところへと自然と引き寄せられることにある。誰もが、身体的、感情的にどれほど気持ちよく感じているのかを忘れてしまうのだ。それどころか、私たちには正しくないと感じることに気づくという傾向がある。額にリラックスを感じるよりも、頭痛がより意識されるのだ。飲み込むことに痛みを感じるときに初めて、喉が意識されるのだ。同様に、これまでにやり遂げたプロジェクトよりも、目前にある期限に注意が惹かれるのである。このようなことは、私たちの人生のどの局面においてもあるように思える。車がスムーズに走っているときには、エンジンの音には気を留めないが、ボンネットから馴染みのないガタガタする音が聞こえると、ただちに注意を惹かれるのだ。

これまでのスポーツ心理学者は、「悪魔の力」と闘い、そうすることでネガティブなものをポジティブなものに転換する援助として、アスリートに認知的なスキルを教えた。意識的な思考が、身体的にアスリートが感じることを決定するのであり、直接的に運動的なパフォーマンスに影響を与えるというのが、彼らのアプローチの信じるところである。それはパフォーマンスの前や最中における「あなたの思考」は、微細なものであっても、重要な生理的変化とその反応を引き起こし、次々と劇的にタイミング、技量、実技に影響を与えるという理屈である。「肩の上の悪魔」がネガティブな囁きをアスリートの耳にする。そうすると自動的に筋肉は硬くなり、呼吸は速くなり、手足の末端が冷たく感じるままになるのだ。そしてこれらの生理的な変化によって、パフォーマンス的には惨憺たる結果となる。固まった筋肉は、柔軟性を制限し、最後まで振り切れず、投げるタイミングも悪くする。浅くなった呼吸は、どのような条件下であれ、思いの外、アスリートをひどく疲れさせる。冷たい手足はボール、水、または、どのようなスポーツにおいても不可欠な用具に対する感覚に干渉するのだ。

これまでの伝統的な理論の核心は、意識的な思考によって、まず身体的経験が決まり、そしてパフォーマンスの質が決まるというところにある。思考、生理、そしてパフォーマンスの間には重要な関係性が存在する。**しかし、意識的に考えることは、このプロセスの出発点ではない。**意識的な思考は、この旅の最初の停留所ではまったくなく、実際にはこの旅の後半に到着するのである。このことを別の表現でいうと、パフォーマンス問題は、アスリートや周囲の人々の面前に出現するときに始まるものではないということである。アスリートの脳と身体内での多くの要因がパフォーマンスに影響を与えるのは、意識的な思考やパフォーマンス問題が自覚されるようになるはるか以前からなのである。

たとえば、私たちの反射的な生存メカニズムは、最初に最速で反応するように結びつけられている。思考の持つ複雑性と時系列処理の性質は、**常に**反射より多くの時間を要する。面前をめがけての恐ろしい打球をキャッチし、まったく驚いたことにグラブに収まっているボールを見る投手を観察してみよう。「俺がやったのか？」投手の純粋な生存反射が、彼にボールを取ることを可能ならしめたのであり、何ら意識的に指示された思考によるものではない。

アスリートの脳または心は、身体と分離させることはできない。心身の二元論によって、生理学、心理学そして意識的な思考が、アスリートのパフォーマンスにおいて意味のある役割を果たしているように捏造されているのである。スポーツはその90％をメンタルな要素が占めることに同意するが、意識と無意識の座である脳は、**身体に属する**ものであり、身体のすべての部分と**直結している**ことを忘れないことが大切である。まったく精神的なもののように見えることが、身体的なものと直結していることがあるし、その逆もある。それは不可分なループなのである。脳が生き抜くためには、心臓や肺から酸素を含んだ血液を受け取る必要がある。しかしながら、心臓や肺の機能は、四六時中、脳自体によってモニターされているのである。

私たちが信じていることは、すべては身体から始まるということである。このことは、特にアスリートにとって真実だ。なぜならスポーツとは、身体とその動きに尽きるのである。スポーツ傷害と他のトラウマは、すべてのＲＳＰＰの原因なのである。怪我と他のトラウマ性の体験が十分に処理されなかった結果、アスリートの身体（特に、直接的にトラウマと関連する身体部位において）で凍りつきや停滞が生じるのである。そして、このような出来事は身体に封印され、脳と身体は不可分なループなので、同時に脳の部分にも蓄えられるのだ。

たとえば、後方倒立回転跳び（バク転）で平均台から落ちて足首を痛めた体操選手は、無意識のレベルですべての体験の記憶を身体に保持している。身体は、落下前の後方への動作、バランスの喪失、落下とその衝撃、足首の痛み、さらにはその後の医療的処置でさえ、頭に思い浮かべることを封印する。この体験は、怖れ、不満、そして関連する感情とともに、脳内に「冷凍保存」され、身体に感じられる。復帰した体操選手が同じ技量を発揮できないとき、その選手はその理由について意識的には自覚できないのである。

ポジティブなセルフトークを活用することによって、その体操選手は、この生まれつき備えている反発を乗り越えて前進しようと、自分自身を勇気づけ、だまし、コーチしようとする。しかしながら「進んではいけない」「傷つくぞ」「お前にはこれは無理だ」などの怖れによって生み出されたネガティブなセルフトークが、結局は勝ってしまう。**その理由は、ネガティブな内面のおしゃべりの下層に、生命の脅威という純粋な感覚があるからだ。そして、過度の恐怖心、不安感、回避、過度の警戒心、過剰な驚愕反応のようなトラウマの諸症状は、この生存メカニズムが失われてしまったということなのである。**頭の近くでもない投球をバッターが本能的にかがんでよけるとき、その選手の機能不全な生存メカニズムが、他のすべて（それには無様な姿を観客に見せる代償も含まれるわけだが）に取って代わったのである。生命体の安全と生存は常に優先されるものである。**私たちのネガティブなセルフトークは、自己保存という私たちの本能的な企てから直接湧き出てくるものなのである。**

このように、**ネガティブな**セルフトークは常にその底にあるポジティブな意図を持っている。パフォーマンス直前の自己疑念とは、もし私たちがこのまま進むと、害をなすところに自分の身を置くことを招くという、より深層の恐怖を表現している。ネガティブなセルフトークの持つポジティブな意図を認識することは、パフォーマンス問題を突破する際に不可欠な最初の一歩だ。この理解は、私たちにリラックスすることを許し、私たちのネガティブなセルフトークとの関係性を変化させることができるのである。

ほとんどのアスリートは、ネガティブな声が頭の中で聞こえ始めると、緊張感が張りつめる。まるでそれが敵の声であるかのように反応し、闘い始める。その声と論争し、意識的にポジティブな声で封鎖しようとするのだ。この私たちの自己保存の部分との闘いは、内面のストレスと停滞感を増すだけの、常に敗北する企てなのである。

たとえば、前述の恐怖心を克服しようとする体操選手の意識的な企てが一貫して失敗するとき、彼女は自分自身にいらだった。恐ろしい技をやろうとするときはいつでも、このような反応が彼女の緊張感を増加し、より大きな恐怖心を生み出したのである。事実上、それらの技を行なうことは不可能になったのである。

ポジティブとネガティブ間のセルフトークの内面での闘いは、深いレベルで行なわれていて、善と悪との葛藤といったものではない。これは、無意識のレベルにおいての生存と安全の問題なのだ。**それがポジティブなセルフトークが、恐怖心に駆り立てられているネガティブなセルフトークを克服するのに効果がない理由である。**自己保存的な、本能的な部分は、「ポジティブな」部分からの意識的な申し立てや議論に関心はないのである。気にかけることは、ただ生き残るという一点だからである。

これまでのスポーツ心理学者は、**ネガティブなセルフトークの持つポジティブな意図**を無視し、その代わりに、**ポジティブなセルフトーク**を強化することに焦点を当ててきたのである。スポーツ心理学者は、アスリートが怖れに対して**脱感作（徐々に慣れさせていくこと）**するように、アスリートを怖ろしい技法に繰り返し曝《さら》すことで、メンタルリハーサルを教えてきた。スポーツ心理学者は、アスリートが、「ポジティブなアファメーション」を、繰り返したり、書き出したり、部屋中に貼り付けたりすることで、使用することを推奨する。どうして今はその技をするのに安全なのかの証拠をスポーツ心理学者が示すことによって、アスリートは、内面的に挑むことも推奨されるのである。

　これらの意識的な戦略のすべては、たとえ心の底から真面目に行なわれても、その効果には制限がある。たとえば、私たちが見てきた体操選手が恐怖心が減少する体験をしたとしても、それらの効果は一時的であり、結局、その効果は消えていくであろう。**それは、たとえばあなたが線路に立っていて、列車が向かってくるように感じているときに、この世のすべてのポジティブなセルフトークは意味がないのと同様である。**そこは、最も優先される本能が取り仕切る場である。よって、私たちは何をやろうとしていたのかをただちに忘れ、反射的に生きるために走り出すのだ。

私たちは様々な部分から構成されている

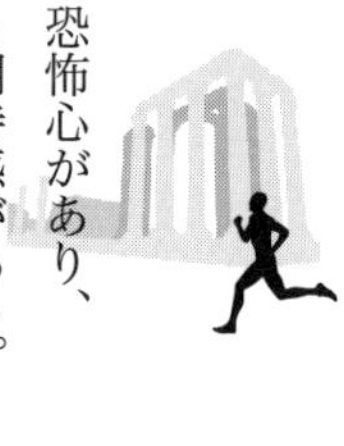

　一方にはネガティブなセルフトークと恐怖心があり、もう一方にはポジティブなセルフトークと期待感がある。これらの間の内面的な葛藤に関する議論でわかってきたことは、人として、アスリートとして、私たちは様々な部分から構成されていて、これらの部分から内面の声が発せられるということである。このことが意味するのは、私たち皆が多重人格の障害に苦しんでいるということだろうか？　もちろん、そんなわけはない。

　私たちの身体は部分から構成されている。たとえば、組織、下位組織、器官、細胞、さらに分子まで。私たちの心理的な構成物はこれを反映するのであり、私たちの人格も同様に異なる部分を内包するのである。たとえば、私たちの感情を取り上げてみよう。状況によって、人の感情は、気持ちの広い幅に分布するものである。人は喜びを感じるときもあれば、弱気なとき、悲しいとき、落ち込んでいるときもある。怖れたり、怒ったりするときもあれば、きわめて自信に満ちていたり、落ち着いているときもある。私たちの様々な感情は、私たちの異なる部分である。すなわち、幸せの部分、悲しみの部分、怒りの部分、怖がる部分などである。これらの部分の中には、好ましいものもあれば、単純にどこかに行ってほしいと願う部分もあるのだ。

アスリートたちは、自分たちの内面でのやりとり《ゲーム》の異なる部分を考えることで、同様の違いを理解できるのである。ある局面ではより自信を感じ、別の局面ではあまり自信がない。たとえば、アスリートたちは、自分たちの攻撃力よりも防御力を信頼しているかもしれない。また、右側に行くよりも、左側に行くことに自信を感じるかもしれない。攻撃的に感じるときもあれば、動揺してためらいがちなときもある。このように、私たちは、自分が自信を感じる部分、攻撃的な部分、疑い深い部分、ためらう部分などを露わにする。

通常、私たちの各部分は、まったくの意識外で活動しているのである。どうしてこのようなことが可能なのだろうか？

人間として、私たちの日常の活動のほとんどは意識外で行なわれている。決して止まることのない心臓の鼓動や、吸ったり吐いたりする肺は、無意識的に活動している。これと同種の意識外の機能は、競技場の内外での身体的なパフォーマンスのほとんどにおいて存在している。通りを歩くとき、友人と話すとき、自転車に乗るとき、私たちはそれらの活動に適切なテクニックやバランスやタイミングを意識的に指示しているわけではない。これらの機能のすべては、脳の深いところで無意識に監視されているのである。同様に、最高のアスリートのパフォーマンスは、アスリートが「無心に演じている」ときに起きるのである。無心で演じることが生じるのは、アスリートが意識的に自分自身に指示することなく、自分たちの練習を信頼し、筋肉に刻まれた記憶と自然な動きに無意識的に身を任せることによるのである。

無意識を理解し、そして無意識と意識的思考との関係性を理解するためには、スポーツアリーナの喩えがよい。バスケットボールの試合を屋内観戦しているとき、私たちは無数のことに気づく。両チームがウォームアップしているのが見え、大きなスピーカーを通じてアナウンサーの声が聞こえ、できあがったばかりのポップコーンのにおいがする。そのようなことにただちに気づくのは、意識的な思考があるからだ。

しかしながら、両チームの闘いを見続けていくにつれ、アリーナで行なわれていることのいくつかは、試合のスムーズな進行に不可欠なものであっても、意識の外となる。実際は、進行中の活動の全世界は、私たちが見たり、思ったりすることのめったにない、アリーナのメインフロアーの下にあるのだ。これらの活動や機能は、私たちの無意識の心を表している。

地下2階では、冷暖房のシステムが屋内の気温を調整している。配管系統によって、アリーナに流入する水は綺麗に保たれ、汚れた水は外部に排水される。さらに、電気がビルディング内のネットワークを通じて地下から引き入れられることで、コートがきらびやかになり、アナウンサーの声が響き渡る。自動販売機が飲食物を温めたり、冷やしたりすることに役立つ。しかし何かの不具合が発生するまで、これらの働きが進行してきたことに気づかないままなのである。もし電気がショートして、照明や空調が切れたら、その効果はただちに皆に明らかになる。資格のある人が地下2階に行って、問題箇所を探し、修理する必要があるという点がポイントである。

「無意識」は、地下2階と同じである。その中には、これまで私たちが育ってきたすべての体験が、よいものも悪いものも含め、住みついているのだ。過去のトラウマと運動による傷害のすべての感情的で身体的な記憶は、そこに蓄えられている。本書の前提は、その地下2階に閉じ込められているこれらのトラウマは、すべてのＲＳＰＰの土台を形成しているということである。よって、イップス、ボーキング(ためらい、先延ばし)、パフォーマンス障害の最初の出現は、ＲＳＰＰの実際の始まりではない。そうではなく、これらが示しているのは、蓄積したものがついに対処機制《コーピングメカニズム》を凌駕し、自覚される意識状態にまで突破したということである。マッキー・サッサーの送球問題が初めて現れたのは、ファールチップが投げるほうの肩に当たった１９８７年である。彼の問題は、どちらかといえば扱える範囲内のものであり続け、抑えきれなくなる以前の3年間は、ほとんど姿を見せることもなかったのである。しかし、**イップスの根は、１９８７年以前から何年もの間、ずっと伸び続けていたのだ。**これは、私たちが一緒に取り組んできた**すべての人たち**に見られる構造である。

ＲＳＰＰとの苦闘を開始したアスリートは、希望と怖れとの間の内面での闘いに気づく。**パフォーマンス問題が勃発していることの最初のシグナルは、このようなポジティブとネガティブのセルフトーク間の闘いである。**アスリートは、自らの心の「闇」（地下室）からフツフツと浮かび上がってくるこのネガティブなものについて語る。その気持ちは非常に強いものなので、振り払うことはできない。これらの恐怖心や猜疑心は、どんなに頑張っても失敗するということを、前もってアスリートに知らせるのだ。

これらの無意識からの怖れに満ちた、ネガティブで、疑い深い声は、その根底にポジティブな意図を持っていることがほとんどであるという事実の他に、その声から私たちは何を学ぶことができるのだろうか？　その声はどこに発しているのか？　そして本当に話しているのは誰であろうか？

ほんとうに幾度となく、聞こえてくる疑いと怖れの内面からの声は、とても古いものであり、人生の初期からのものである。これらの声は、一緒に育ってきた最も大切な人との関わり合いに端を発している。母親、父親、兄弟姉妹、その他の養育者が、私たちの人生において最初に重要な人たちである。頻繁に、私たちの心の中で聞こえることは、よくも悪くも、それらの重要な影響を与える人たちから私たちが聞いたことの反映である。これらの声は、長い年月にわたって発達させてきたより深い自己が表現しているものなのだ。

もし私たちの家族が、私たちを優しさ、慈しみ、称賛をもって扱ってくれると、私たちはこれらの声を「内在化」し、大きくなるとそのような方法で自分自身を扱う。実際、私たちのポジティブなセルフトークは、それらの幼少期の交流において聞いたことに由来する。しかしながら、もし幼少期の養育者やその他の人が一貫して不親切で、批判的でこき下ろすようであると、私たちはそのような方法で私たち自身を扱うことを学習するのである。よって、私たちのネガティブなセルフトークは、このような幼少期のコミュニケーションにそのルーツを持っている。その後、子ども時代や思春期における先生、コーチ、チームメイトとの付き合いがこれに付け加えられるのだが、どれほど私たちのセルフトークは強化されてきたかがわかる。完璧主義のアスリートは、おそらく完璧主義の親によって育てられ、アスリートの自分自身に対する短気な性格は、おそらく短気な性格のコーチによって強化されたのであろう。

「ネガティブな」セルフトークを扱う

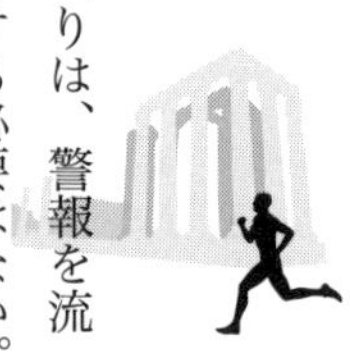

ネガティブなセルフトークのおしゃべりは、警報を流したり、戦いのために軍隊を招集したりする必要はない。**私たちのこの部分と敵対関係をとるよりも、さらに好奇心を持ちリラックスした受容的な方法において、それに反応することを学習する必要がある。**私たちが呼ぶところの「ネガティブな」セルフトークとは、敵の声ではない。そうではなく、間違った方向性を示しているように見えるかもしれないが、実際には、それはポジティブな動機を持った友人の声なのである。この友人は、実際に私たちのウェルビーイングを探してくれ、私たちを安全な状態に保とうとしてくれるのである。しかし、特に副産物としてフラストレーションと悩みがあるとき、それがどんどんと進行していくことは、ありがたいことではない。私たちは、このような「ネガティブ」な部分との闘いで、貴重なエネルギーを浪費したくないだけである。

これまでのスポーツ心理学では、ネガティブなものとの闘い、「ポジティブなセルフトーク」に置き換えるようにと、アスリートは励まされる。究極のゴールは、内面からの批判の声に立ち向かい、消し去ることである。しかし、内面からの批判の声を打倒しようとするとき、さらに大きな力にすらなって戻ってくるのだ。通常、このことは、増大する不安感、調整能力の欠如、そして凍りつき反応として、身体的に明らかになる。怖れられるパフォーマンスのイップスは、批判者が敵対的に乗っ取った最終ステージであることを表している。そのメッセージは明らかだ。「おまえは耳を貸そうとしなかった。自分を閉ざす以外の対応は何もせずに、私を放置していたんだ！」そういうわけで、捕手の頭上を越えるワイルドピッチとして始まったものが、６mの短いトスですら投げられなくなってしまったのである。

私たちは、ネガティブなトークに**単純に気づくこと、**そして頭の中の不安感を発生させる言葉を超えた動機の存在を理解することを、習慣にするように励ます。もし私たちが敵対的な役割を放棄し、**開かれた心で**それに耳を傾けるのならば、内面のおしゃべりは、身体が私たちの意識的な関心を向けさせようと絶望的な気持ちで頑張っている一つの表れであることを、理解し始めるだろう。

以下は、第４章で扱った大学生投手のカルダーの心の中で、かつて続けられた行ったり来たりする内面の対話の例である。

批判の声（ワイルドピッチを投げた後）：お前はクズだ！

セルフ：何だって？

批：聞こえたはずだ！　クズ野郎！　ダメにしやがって！

セ：おまえを引っこ抜いてやる！

批：クズ野郎。そしてまた同じことを繰り返す。俺にはわかってるんだぞ！

セルフは、批判者の声を黙らせて、次の投球に集中しようとする。しかしそれは最初の投球よりさらに悪いものとなる。

批：わかっただろう。また同じことを繰り返すと言っただろう！　お前は本当にダメなやつだ！　よくこのチームに入れたものだ！

セ：黙れ！

批：お前がヘマをやめたら、黙ってやるよ！

この内面での闘いは、カルダーの投球が、交代を命じられるまでさらに酷くなっていくまで続くのが常であった。このことは、カルダーが内面の批判の声をどのように扱うべきであったかを教えてくれる。

批（ボール球やワイルドピッチの後）：クズ野郎！

セルフは、その声を聞くが、すぐには応答しない。

批：俺はお前に話しかけているんだぞ。制球をしっかりとしろよ、坊や！　俺の言うことをよく聞け！　クズ野郎！

セ：聞いているよ。何かアドバイスはあるかい？

批：え？
セ：何か助けとなるアドバイスはあるかい？
批：上から被って投げるのをやめろ！
セ：いいアドバイスだ。助けてくれてありがとう。
批：それだけ？
セ：そうさ！

内面の批判の声との苦闘に巻き込まれない方法を学ぶには、時間と忍耐とそして**たくさんの練習**が必要である。最初はここに描写されているように、対話が簡単に進むことはかなり稀である。おそらく、アスリートがとることのできる最初のステップは、**外部からの「観察者のスタンス」からおしゃべりに単純に耳を傾けること、そして聞こえる内容に関して判断や評価をしないということだけである。セルフのこの部分と闘うことはしないように**。その代わり、ただそれが告げていることに注目するのである。このような観察者としてのスタンスは、あなたの中の批判の声にとって、非常に違うものと感じられることだろう。そして、ついにはその攻撃の圧力からある程度の蒸気が漏れだすだろう。まるで「チーム」の大切な一員として、自分の内面の批判の声に応えるとき、それはついには軟化し始めるのだ。

判断することなく、瞬間瞬間に、感情を交えずに自分の思考を追っていくというこの能力は、瞑想の練習に由来する「マインドフルネス」と呼ばれるものである。パフォーマンスの停滞からパフォーマンスの爆発までの移行をつくりだすことを究極的に手助けしてくれるメンタル技法の一つだ。その本質は、自分自身、すなわち最も深いところにあるセルフへの信頼を学ぶ方法である。

次章では、アスリートと取り組む先駆的な治療モデルの概要を示す。スポーツの広い領域にわたって分布するRSPPのすべてのタイプと一貫して関わってきた結果に基づいて、私たちの治療アプローチは、既成概念を打ち破るものであり、スポーツとパフォーマンスに関わる心理学分野の概念と実践を変化させる使命を持っているものであると信じている。

第9章

対処法

ブレインスポッティング・スポーツワークの実際

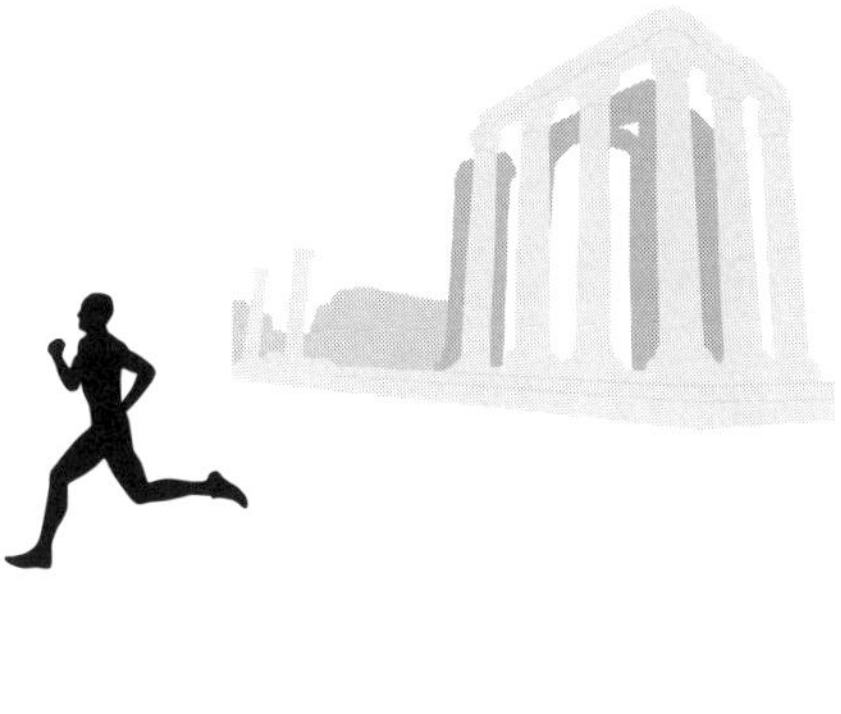

THIS IS YOUR BRAIN ON SPORTS

本書を通して、私たちは治療プロセスについてそれとなく伝えてきた。本章では、私たちのユニークなアプローチの概要を詳しく説明する。これまで成し遂げてきた結果から、私たちのモデルは常識を打ち破る革新的なものであることを信じている。

これまでのスポーツ心理学者は、スランプ、ブロック、不安感、RSPPなどに取り組む際に、目印を見落としてきた。彼らのアプローチは、私（AG）が17年間使ってきたものであるが、ただ**意識化された症状**に注目するだけであり、根底にある原因にまで到達することは稀である。過去の傷害や心理的なトラウマのような原因にまで掘り下げることによって、持続する深い変化が成し遂げられるのである。私たちは、脳と身体におけるトラウマを見つけ出し、解放する、強力かつ目標の絞られたツールを使うことによってこれを行なう。

ブレインスポッティング・スポーツワークは、これまでの伝統的なトークセラピーとはほとんど関係がない。言葉によるトークセラピーの信条は、昔（幼児期）の混乱状態について話し、再体験することによって、最終的にクライアントの回復を助けるというものだ。トークセラピーによって、現在の問題を引き起こしている混乱した幼児期の体験が明らかになるかもしれない。しかし、その治療は長期にわたり、かつ効果もないことはよくあることである。

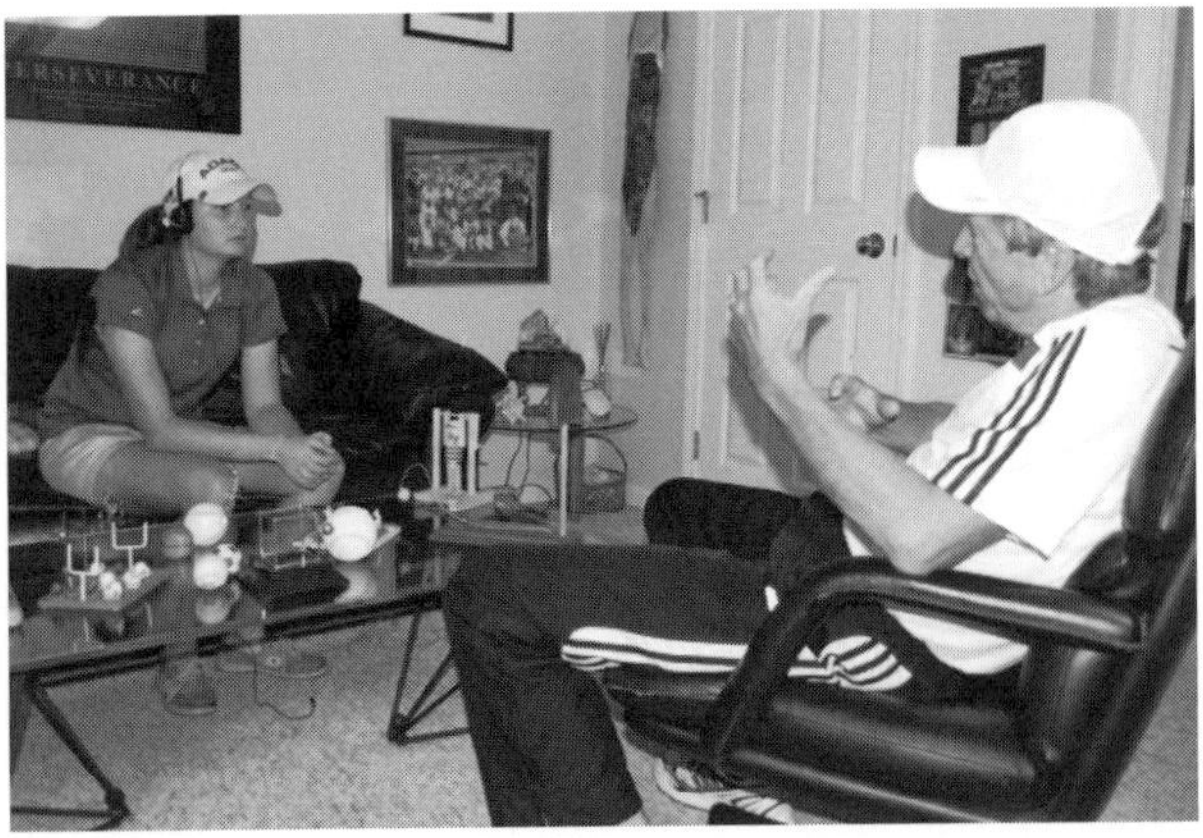

青少年ゴルファー（ハンナ・アーノルド）とワーク中のゴールドバーグ博士

「意識的な言葉の使用による報告」に依存する治療には、問題がある。なぜなら、クライアントが問題を言語化できなかったり、問題に気づかないことがよくあるからだ。RSPPに苦しんでいるアスリートたちは、RSPPを理解できない。なぜなら、凍りつき反応は意識的なプロセスとは何ら関係なく、長らく忘れられているが依然として身体で無意識に抱え込まれているトラウマの副産物であることが多いからだ。平均台の上でバク転のできない体操選手は、その技の前や最中に自分が何を体験しているのかを知る手がかりを持っていないのかもしれない。平均台に上がって初めて、その体操選手は、自分の身体を後方に動かすことができないということを意識するのである。その問題について話しかけたり、その問題を克服するための意識的な戦略を教えたりすることは、その体操選手にとってただ効果がないのである。

より意識的、認知的なスポーツ心理学の手法では、RSPPの解決には不十分であると私に確信させたのは、数多くの行き詰まったアスリートとの取り組みに繰り返し失敗した私（AG）自身の体験である。**アスリートの身体**が、解決のために欠けていたピースであることが明らかとなった。特定のパフォーマンス問題を理解し、解決する手がかりを常に保持しているのは、アスリートの身体なのだ。

ブレインスポッティング・スポーツワークは、身体的で感情的なトラウマを意識的に蒸し返すことをせずに、そのようなトラウマを探究するものである。一つの帰結として、アスリートに過去の出来事を話したり、考えることを、私たちは勧めることはしない。その代わりに、私たちの治療モデルは、アスリートの脳と身体において肉体的、感情的なトラウマが凍りついている場所に、直接的に働きかけるのだ。過去の体験は、私たちのプロセスの中で自ずと現れてくる。そして私たちは体験の辛さを軽減し、不活性化する技法を持っている。たとえば、ブレインスポッティングの導入である。これは脳が問題を抱えている場所を探し出すために目の位置を使う技法である。アスリートにポインターを凝視させることで、ある場所への目の位置を保持することによって、脳はトラウマが現在に及ぼしている影響を処理し、解放できるのだ（本章の後半で、ブレインスポッティングを説明し、事例を挙げる）。この回復のためのツールは、存立基盤を失ったRSPPが崩れ落ちることで、アスリートが、「昔の自己」に戻ることを援助するものである。

他の治療モデルと同様に、私たちのモデルは問題をアセスメントするところから始まる。RSPPはジグソーパズルであり、私たちの試みは、解決のために必要な難解なピースを特定することである。どのように、そしていつ、問題は現れたのか？　アスリートの問題の身体的体験とはどのようなものであるのか？　RSPPと関連しているのはどのような感情か？　RSPPはどれくらい続いてきたのか？　最悪の地点に達したのはいつだったのか？

アスリートは、理由があって私たちの元に紹介されてくる。あるアスリートは、おそらくパフォーマン不安に押しつぶされ、重要な試合や適正実技テスト《トライアウト》でぼろぼろなのである。あるアスリートは、おそらく再び怪我をするというどうしようもない恐怖心が原因で、後方へのタンブリング技をすることがもはやできないのである。あるアスリートは、おそらく肉体同士のぶつかり合いが苦手であったり、プレッシャー下で躊躇するのであろう。あるアスリートは、おそらく6ヶ月の間、試合前には嘔吐してきたのであろう。現在の問題を明らかにすることによって、私たちはその始まりの状況を正確に指摘する。RSPPが最初に発症したとき、アスリートの人生に何が進行していたのだろうか？　アスリートのコーチや親はどのように反応したのであろうか？　今はどのように反応しているのであろうか？

スポーツをしているほとんどの人たちは、RSPPの発症は、問題の**開始**とは一致しないということを理解できずにいる。むしろ、すべての関係者が目にしているのは、積み重ねられてきた出来事の長期的な働きかけによって生まれた**結果の部分**なのだ。

フィールドの内外での、さらなる負傷、できの悪いパフォーマンス、感情的に揺さぶられる体験などの「引き金となる出来事」と一緒に、問題は発症するのである。

このプロセスは、木が倒れることに喩えられる。木は、突然に根が引っこ抜かれるわけではない。長い時間をかけての、倒れるプロセスがあったのである。それに先立つ数週間、数ヶ月、数年の間、その木は、病気、害虫、気候など無数の内部的、外部的な力によって、段階を踏んで弱くなっていったのである。特に風の強いときに倒れるという最終的な事態は、単に強い風が理由ではなく、外からは見えない力の長期にわたる働きかけが理由なのだ。

　アスリートの立場からはRSPPがどのように見え、感じるものなのか、適切な考えを得てから、その根源を探究していこう。初めのほうの章で論じたように、反復性のパフォーマンス問題は、トラウマにその基盤を持っているというのが私たちの理論である。トラウマ性の体験は、アスリートの脳と身体に「冷凍保存」される。そして、この残留物が、不安感、恐怖心、身体的硬直、不確実感などを生み出すのである。まず最初に、このような過去のトラウマの一つ一つを特定し、それから順番に処理していくことによって、アスリートはRSPPを克服することに成功し、最大限のパフォーマンスを再び発揮できるようになるのである。

　私たちは、アスリートが遡れる限りの地点から、広範囲に怪我やトラウマの履歴を聴き取ることによって、RSPPの原因を明らかにする。**個人に対して重大な身体**的、感情的な動揺を与えるすべてのものを、私たちは「トラウマ」と定義する。これは直接的にアスリートに対して起きたことかもしれないし、アスリートが目撃した他の人に起きたことかもしれない。コーチや親たちは、それほど悪くはない出来事として受け取るかもしれないが、**その出来事がトラウマになるか、ならないのかを決めるのは、アスリート本人である。**技の最中に空間把握能力を失い、背中から落下し、息ができなくなった体操選手は、この出来事を、恐怖心を伴って思い出すかもしれない。落ちることは「日常的によくあること」というコーチのそっけないコメントにもかかわらず、私たちはそれをトラウマ体験の履歴に入れた。なぜなら、**そのアスリートにとって感情的に重要**だったからである。

　負傷歴を聴き取る際に、**怪我らしい怪我**をしたことは一度もないとか、「大したことはなかった」ので、今や大昔の話であると、アスリートが主張することはよくある。痛みや怪我は弱さの象徴のようなものであり、それらの体験を消し去りたいと思っている男性アスリートにとって、このことはとりわけ真実である。**ただ、出来事が意識から忘れ去られているからといって、身体が覚えていないということを意味するものではない。**アスリートの神経系に無意識に蓄積されている大したことのないような怪我であったとしても、もしその処理プロセスが完遂されていない場合、パフォーマンスに影響を与えることはありうるのである。

こうした履歴を取ることは、ブレインスポッティング・スポーツワークの生命線である。なぜなら、私たちが問題の根本原因を理解し、アスリートとの治療を個別化する助けとなるからだ。ときにはこの治療プロセスは単純である。ときにはかなり複雑である。ジェームズは、私（AG）に紹介されてきた。それは前シーズンと比べて、彼のスキー競技のタイムがかなり遅いという理由からであった。ジェームズのコーチは、滑降中の重心があまりにも後方に移動していること、そして滑ることに恐怖を感じているように見えるということを彼に告げた。意識的に違うテクニックを使ってみても、前かがみになり、コースを攻めることが、ジェームズにはできなかったのである。彼の幼少期の生育歴は平穏なものであった。そして、唯一のトラウマが前シーズンに起きていたのである。それは競技中の滑落で右の膝関節の前十字靭帯を断裂したときであった。私たちは、この滑落の影響を処理し終えることができ、ジェームズはすぐに最高の状態に回復したのである。

パムは、勝ち負けにこだわるチアリーダーであったが、競技の前に心配のあまり、本当に吐いてしまったのである。パフォーマンス前の意図せぬ吐くという出来事は、彼女を弱気にし、彼女のパフォーマンスを妨害し、精鋭部隊の先発メンバーというポジションを危うくするものであった。ジェームズとは異なり、パムは、2度の脳震とう、手首の骨折、肘の脱臼、顔面を犬に噛まれたことや、木から落ちたことを含む広範囲にわたる負傷歴を持っていたのだ。負傷歴はさらに複雑であった。それというのも、彼女が8歳のときに両親が離婚してから悪化した不安障害が、その底にあったからである。不安障害と結びついているパムのトラウマ歴が広範囲にわたっているという特徴のせいで、治療のプロセスはジェームズの場合と比べてさらに複雑で、緩慢なものとなった。しかしながら、時間とブレインスポッティング・スポーツワークによって、吐き気や不安感なしに、彼女は再び高レベルのパフォーマンスができるようになったのである。

新しいクライアントの初回の診断作業において、私た

負傷・トラウマ歴

7才	自転車から転落して、軽度の脳震とうを起こす
9才	兄がひどい交通事故にあい、その結果、身体麻痺に
10才	後方に押し倒されて、右肩脱臼（投球する腕）
11才	窓を突き破り、右親指を15針縫う
	バックネットに頭を打ちつけ、4針縫う
	麻疹《はしか》にかかる
14才	スキーで左腕骨折
15才	大好きなコーチが去り、国外へ移住する
	派遣チームから外される
17才	州大会で三振し、高校のコーチから叱咤される。大学のコーチが観戦していた
	本塁へとスライディングして、右親指を骨折
18才	ほぼ4ヶ月間、投球する腕がひどい腱鞘炎になる
19才	大事な試合でエラーをして、大学コーチからベンチにいるよう指示される
20才	新入生に先発のポジションを奪われる
	母がガンと診断される

ちは、コーチ、親、兄弟姉妹、友人、チームメイトとの関係性を含むすべての個人上、競技上の要因を分類整理した。私たちの仕事において、根底にあるうつ症状は、以前から存在している不安症と同様に、治療を複雑化、長期化させうるものである。アスリートにおけるうつ症状が、パフォーマンスの困難という形で、「反応があらわれる」ことはよくあることなのだ。

真摯なアスリートは、高い目標を持っていて、最高レベルのパフォーマンスを通じて自己肯定感《セルフエスティーム》を獲得するのが通常である。彼らは、競技上の実績によって知られるのであり、その実績によって、自分たちは特別であるという意識が焚きつけられる。そのようなアスリートが悩んでいるとき、それは、彼らのアイデンティティや自己肯定感《セルフエスティーム》への打撃となる。球速、制球、技量に顕著な投手が、なぜだかストライクゾーンを見つけることができなくなり、不安にさせる現実と直面するのである。それまでは喜び、誇り、達成感などを持ち込んでくれたものが、不満、羞恥心、失敗感を残して、今や自分から離れ去ってゆく。このような「恩寵からの陥落」の結果、抑うつ的な感情が人生に侵入してくるのである。

悩めるエリート・アスリートは、うつ状態に加えて、強度の不安感にも苛まれている。不安感は「それ」が繰り返す問題と恐怖が頭から離れないという状態として現れる。この予期不安によって、すでに硬い筋肉がさらに硬くなり、集中力が散漫となり、パフォーマンスの悩みの持続が確実となるなど、アスリートは内的に危険な状態に取り残されるのだ。

パフォーマンス不安は、「**拡大レンズ効果**」と呼んでいるものの副産物の一つである。アスリートたちが、観衆の前で頻繁にパフォーマンスをするが、その観衆は、競技のレベルにもよるが、数万人もの規模になることもある。スポーツ関係のメディアは、アスリートたちのパフォーマンスを過剰に分析し、ミスや失敗をひどく誇張する。公共で曝《さら》されることは、強度の羞恥心を生み出し、それ自体がトラウマとなる。スポーツの結果を過度に重要視することは、アスリートに、個人の人間としての価値は、**今日**どのようにうまくパフォーマンスするかということによって決められるのだといった、強くて内面的なストレスを生じさせる確実な公式なのである。このようなことの繰り返しが、ＲＳＰＰの温床を生み出すのだ。

ブレインスポッティング・スポーツワークは、どの事例も異なるものであり、どの治療もアスリート個人の必要性に応じて組み立てられるべきだという根本的な信念に基づいている。私たちの治療は、常に自然の流れの中で**探求される**ものである。したがって、私たちは、これまでのスポーツ心理学がやっているように、どのようなアスリートにもぴったりと合うような予め用意されたモデルを持っているわけではない。メンタルリハーサル、リラクセーション技法、ネガティブなセルフトークの扱い方などを、私たちがアスリートに教えることはない。その代わりに、アスリート一人ひとりの脳と身体が、パフォーマンス問題の発端とその役割について、私たちに語られるユニークな物語に注意深く耳を傾けるのである。どの物語も私たちを導いてくれるものである、と受け止めるのである。このような物語を語るプロセスによって、悩ませるものが何であれ、それらを内面的に活性化するところへとアスリートは導かれる。

本章の最初のほうで触れたように、私たちのツールで最も本質的なものは、デビッド・グランドによって開発された「ブレインスポッティング」という技法である。これは、驚くべきことに、視線の位置によって脳と身体におけるトラウマの場所を強力に見つけ出す包括的なアプローチである。「目は魂の窓」と言われるが、私たちが見つけたのは、目は脳と身体の窓でもあるということである。グランド博士は、問題を巡って活性化状態である人の目の位置は、脳がトラウマを保持している場所であり、身体がそれを反映しているということを明らかにしたのである。そして、これらの特定の目の位置を見つけるには2つの方法がある。

どちらの方法においても、私たちは、クライアントに内面的に注意の焦点を当てる場所をシフトするようにお願いすることから始め、問題を巡ってクライアント自身を「活性化」するのである。活性化は、思考、感情、身体感覚などを誘発する不安感を体験する開始のプロセスである。この活性化を引き起こす方法は無数にある。まず最初に、怖れを感じる状況に自分がいると思ってください、とアスリートに言うかもしれない。ど真ん中に打ち返されてくる打球に当たることを怖れるソフトボールの投手は、その瞬間をまざまざとイメージするかもしれない。また私たちは、文字通りアスリートを、不安感を

● SUDS（主観的不安尺度）——活性化のレベル

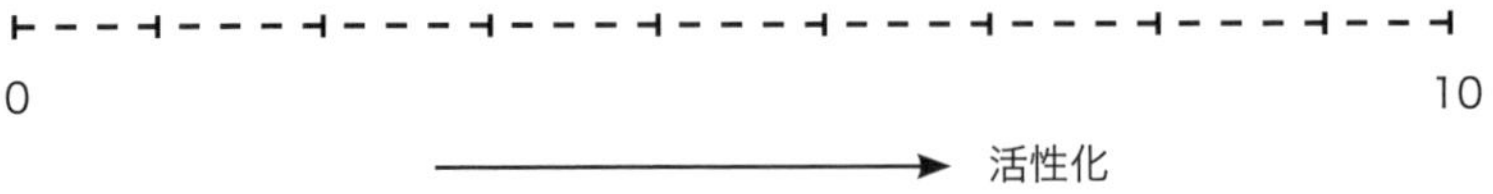

引き起こす状況へ連れていくかもしれない。たとえば、チップショットがダフることに苦しんでいるゴルファーをコースに連れて行き、20〜30ヤードのチップショットを打つように頼むのである。

次に私たちは、アスリートを活性化のレベルに応じて、0から10までに評価づける。0は活性化が0であることを意味し、10は起こりうる最悪の活性化レベルを示す。数字は私たちがどこのレベルから開始したか、途中経過としてどこのレベルにいるのか、いつ終結するのか（0に達したときであるが）などを知る助けとなる。私たちは、身体が私たちに「語る」必要があることを、アスリートに身体的に活性化度合いがどのレベルにあると感じるのかを尋ねることによって、注意深く「傾聴する」のだ。堂々と構えるバッターに投げることをイメージするとき、悩める投手は、胃にパニック的な感情や、投げる手首に硬さを気づくかもしれない。チップショットをしようとするゴルファーは、前腕と上腕二頭筋に上下するピリピリとした緊張を感じるかもしれない。このような身体的な緊張は、羞恥心を伴っていることがありうる。それが顔と首での熱さとして体験されるのだ。いったん活性化の症状の場所と強度が定まると、ブレインスポッティングにとって鍵となる重要な次の段階への準備がアスリートに整うことになる。

脳と身体において問題が存在する目の位置を見つけるには、2つの方法があることを述べた。最初の方法は、アスリートがゆっくりと視界を横切るセラピストの指先やポインターを目で追うことである。セラピストは、アスリートの目と顔を間近で観察し反応を探る。この例としては、眼球の泳ぎや停止、ゴクリと飲み込むこと、呼吸が速くなること（その他にも多くの無数の反応が使われる）があるかもしれない。これらの内のどのような現れが観察されても、セラピストはシンプルに指先を静止状態に維持し、アスリートに凝視し続けてもらう。活性化されたトラウマが今や捕らえられ、自ずと解かれ始めるのである。

目の位置を見つけ出す2つ目の方法は、同じく視界を横切るセラピストの指をアスリートが追うことから始まるが、今回はどの目の位置にあるときに、最も身体的に活性化すると感じるのかに注目するようにと、セラピストはアスリートに指示する。いったんそのスポットを見つけ出すと、先へと進む準備が整う。アスリートは瞬間瞬間の内面での体験を追いながら、指やポインターをじっと凝視する。このようにして、活性化されたトラウマは、見つけ出され、その場で捕らえられ、自ずと解かれ始めるのだ。

アスリートの身体における活性化を追っていくと、アスリートのパフォーマンスに結びつけられていた思考や動作が、ゆっくりとほぐれ始める。活性化は解き放たれ始め、アスリートの苦痛レベルは著しく減少する。私たちが行なうワークがどのようにプロセス処理していくのかは、予測や制御ができるものではない。しかしながら、アスリートの内面で進行している瞬間において、それは自ずと表現されるのだ。私たちの治療モデルが仮定する唯一の前提は、「答えは内にある」ということである。

脳と身体の深層は、アスリートの意識的な気づきの層をはるかに超えたところにあり、脳の思考や言語の領域でつながることはできない。活性化やプロセス処理の間に、アスリートの意識的なマインド（思考）が、脳の深層部分が作っているつながりを理解し、追っていくことはほとんどない。しかしながら、**意識的に理解することや洞察は、積み重なったトラウマを成功裏に処理するために、そもそも必要なものではないのだ。**

その例として、ジェリーのケースを見てみよう。ジェリーは訓練を積んだプロBMX選手で、大きな競技大会で起きる問題のため自ら訪ねてきた。彼は一貫して、練習やあまり重要ではないレースではリラックスし、自信を持って競技用自転車に乗っていた。しかしながら、全国大会に出たとき、レース前にわけもわからず神経過敏となり、身体的にも硬くなったのである。衝突したことや重大な怪我を抱えていることを含む、レースの間に犯した誤りのすべてについてのネガティブなセルフトークによって、彼の神経過敏は焚きつけられたのだ。この不安感の結果、守勢となり、ゆっくりと乗るようになったが、それは彼の能力のはるか下のレベルであった。特にジェリーがいらついたのは、かなり弱い競争相手にも負けることであった。遡ること3年、この問題が表面化する以前、ジェリーは、アメリカのトップ選手の1人であった。無数の国内大会や国際大会で勝利していたのである。

ジェリーは、人生と競技人生を通じて、多くのトラウマを持っていた。12歳のときには、落馬で手首を骨折した。レース中の衝突による数多くの脳震とうに苦しんだ。それもたった1年で4回も重なったのである！　レース中に、ジェリーは親指ともう一方の手首も骨折し、そして肩の骨も裂けたのだ。RSPPを発症する3年前の国内大会では、後方のレーサーがコントロールを失い、ジェリー目がけてぶつかってきた。その結果、ジェリーはハンドルのバーを超えて飛ばされた。ジェリーは肩から転倒し、3箇所を骨折した。その怪我は、それまでの彼の人生の中で最も痛いものであり、外科手術が必要となったのである。それ以来、彼は以前と同じでいられなくなってしまった。他のレーサーがぶつかってきたり、寄せてくると、柄にもなく臆病になった感じがするのだ。

ジェリーはPTSDの典型的な症状に、知らず知らずのうちに苦しんでいたのである。高いプレッシャーのレースに対する恐怖心の反応は、トラウマのフラシュバックだったのである。この種の恐怖心がベースとなった防御反応は、暴行、戦闘、工場での事故、乗り物の衝突などの体験から、PTSDに苦しむ人たちにも見出せるものである。トラウマ療法家には、トラウマサバイバーを援助するためのノウハウや効果的なツールが必要である。私たちは、これらトラウマ治療の領域におけるツールを、すっぱりと最悪なレベルのＲＳＰＰの解消向けに調整、拡張させたのである。

広範囲にわたる負傷歴を聴き取った後に、私（ＡＧ）は、ジェリーに、この誘発させる出来事を心理的に再演してもらうことによって、活性化の段階を開始したのである。以下の対話では、ジェリーが、**バイラテラル・サウンド**（ブレインスポッティングにとって必須である）を**聴きながら**起きたことであるが、どのように活性化がプロセス処理と解決に導くのかに焦点を当てる。

ゴールドバーグ博士（以下、Ｇ博士）：ジェリー、その衝突はどんなときに起きると思う？　今、最も目を引くことは何かな？

ジェリー（以下、Ｊ）：ちょうど今、起きているように感じるよ。その中でも痛みは最悪のもの。ひどく痛く、恐ろしい。これまでの人生で感じた最悪の痛みさ。

Ｇ博士：その痛みが0から10までの段階で、レベル10ということだね？

Ｊ：レベル20だよ！

Ｇ博士：いいですよ。それでは、このポインターを目で追って、どこの場所で最も活性化していると感じるか教えてくれるかい。

Ｊ（右から左へと目で追いながら）：ちょうどそこ（左側に離れたところを指して）。そこにあるって感じるよ。

Ｇ博士：いいですよ。そこを取り組むことに的を絞ろう。内面に入って行って、次に起きてくることに注目して、それからそれを追って行こうね。

Ｊ（30秒後）：僕は地面に倒れた。救急救命士が僕の肩を押し、突っついて、動かそうとしていたけど、救命士の頭を引っこ抜きたく感じたよ。僕が痛みを感じていて、それを悪化させていることに彼は気づいていないんだ。吐きたくなってきた。

Ｇ博士：続けて、そしてどこに行くのか見てみよう。

Ｊ（30秒後）：これは奇妙だね。すべての事故を、次々と変わる映像イメージで、今、見えているよ。

一コマ一コマ進んでいる。今、病院にいて、ひどく吐き気がする。モルヒネが点滴されている。腕の上の方に温かさが上がってくるのを感じている。今は、すべてが真っ暗になった。意識を失った。

G博士：ポインターの先を見続けて、それからどこに行くのか見てみよう。

J（45秒後）：今、すべての衝撃を感じながら事故のいくつかを再び見ている。スクリーンに写っていることを見ているようで、不安感で押しつぶされそうだ。不安感が身体を駆け回っている。

G博士：うまくやっているね。続けて。

J（45秒後）：元となる事故を見ているけど、今は場面場面がバラバラ。他のイメージが、頭の中に差し込まれてきている。ストレスのレベルは、5に落ちた。

G博士：いいですよ。そこからどこに行くのか見ていきましょう。

J（30秒後）：これはまた奇妙だ。イメージがピカピカして、それから消え去ってしまう。その度に不安感が一段階、下がっていく。今は、レベル3まで落ちた。

G博士：素晴らしい。続けましょう。

J（30秒後）：レースをしていることのイメージをランダムに見ている。でも、色はなく、モノクロだ。

G博士：続けて。

J（30秒後）：映像は早送りで再演された。身体的には、レベル1にまで落ちた。そして、奇妙なことに頭の中は完全に真っ白だ。

G博士：いいですね。続けて。

J（45秒後）：頭はまだ真っ白だけど、身体はとてもリラックスしているよ。

G博士：いいですね。それでは一番最初に戻ってチェックしてみましょう。再び取り上げると、その事故は、今、どのように見えて、どのように感じられる？

J：まったく違うもの。ほとんど思い出すことができない。これは変だよ。痛みが消え去っている。

G博士：痛みがどこに行ってしまったのか、見てみようね。

J（30秒後）：変だ。すべてのことが、再び早送りで再演されたんだけど、今回だけは、ハンドルバーを超えなかった。通常のように、レースを完璧に終えたよ。それから、次のレースへと場面が飛んだ。もちろん、その事故はまだ覚えているけど、ほとんど起こらなかったことのように感じている。

G博士：ジェリー、うまくやったね。

J：一体どうしてうまくいったのかな？

G博士：君の脳が自分で治したんだよ。すべて自分でね。

初回セッションの後、ジェリーは帰ったが、過去3年間で初めて、レースについて以前のように神経過敏にならなかったと述べた。続くセッションでは、どのような身体的や感情的な痛みであっても、それらについて考えても出てこなくなるまで、他のトラウマについて処理をした。そのいくつかは左側に離れたところに同じブレインスポットがあったが、他はまた異なる目の位置にあったのである。

このセッションの2週間後、地区レースに出場し、他の選手と肘のぶつかりあいをしたが、物怖じすることはなかったとの報告を受けた。妻がのちに、昔の自信を持っていたときのように見えたと指摘するまで、実際、彼は**その接触を意識さえしていなかったのだ**。それから彼は、競り合いの間、恐怖心が引き起こされなかったことに気づいたのである。ジェリーのケース、そしてセッションでの対話から明らかなことは、RSPPに伴う治療プロセスはどれほど神経学的なものかということである。ジェリーが報告した素晴らしいイメージは、彼の脳による一刻一刻の自らの癒しであった。私は何ら特別な指示を出すことで導きことはしなかった。いったん、ブレインスポットが活性化され、焦点が当てられると、どこに行くべきかは、彼の脳が知っていることを私は信じた。私は単にそれに従っただけである。

私たちのワークにとって不可欠なプロセス処理は、答えは内面にあるという原則に従う。アスリートの脳は深い部分で、その問題がどこで見つけ出すことができ、どこで解消されるのかを正確にわかっている。いったん、アスリートの脳と身体の内面で問題点が活性化されると、「起こるがままに」という観察者のスタンスをアスリートに取らせることによって、プロセスは進展する。個々人は、一歩一歩、どこであろうと導いてくれる自分の内的体験についていくよう指示される。アスリートに指示されるのは、すべての先入観や判断を捨て去ることと、思考が動き回るのを観察するときに（リラックスして好奇心を維持すること以外に）プロセスに意識的な介入をしないことである。このリラックス状態で、非判断的《ノンジャッジメント》で、起こるがままにするというスタンスは、アスリートが最大限のパフォーマンスを発揮するために必要なマインドセット思考様式《マインドセット》にも対応するものである。実際、アスリートが、「ゾーンに入っている」状態（稀に起きるパフォーマンスが向上している状態）について語るとき、リラックスして、起こるに任せるといった、同様の思考様式《マインドセット》を述べる。

　ジェリーのケースで示されたように、急速にプロセスが進展するトラウマもある。他のトラウマではもっと時間が必要かもしれない。私たちは、プロセス中は一貫して、過去の怪我やトラウマも声を聞くために、アスリートの身体に注意深く耳を傾ける。

　私たちがアスリートの脳と身体に耳を傾けるもう一つの重要な方法は、**マイクロムーヴメント**と呼ぶ技法である。マイクロムーヴメントでは、極度にゆっくりとした動作で、悩んでいる実際の動きをアスリートに身体的に行なってもらう。極度にゆっくりとした動作で、ゴルファーにスイングしてもらい、投手に投げてもらい、サッカーのゴールキーパーに右側に飛び込んでもらい、バッターに打ってもらい、体操選手に後方倒立回転を始めてもらうのだ。

　私たちは、アスリートがこれらの動作を行なっているときに、ピクッとした筋肉の痙攣、飛び跳ね、ひきつりなどのように、動きのスムーズな実行や流れを阻害する身体的、感情的な緊張の一瞬の徴候を探す。アスリートに、このプロセス中に浮上するかもしれない内面での身体的、感情的な痛みについて報告するようにお願いする。私たちが阻害されているスポットを見つけると、アスリートにそこでの目の位置を維持し、上がってくるものを観察するよう誘導する。このようなことを、全動作を通して、一つ一つ続けていくのだ。これらの飛び跳ねや痙攣は、ネガティブな体験が身体のどこに蓄えられてきたのかを示している。マイクロムーヴメント技法は、そのような体験を探し出し、解放することを助けることができるのだ。この技法によって、暗黙の状況で積み重ねられてきた体験（それは動きのすべてにわたって保持されている）を解放することによって、流動性と自信の向上を推進するのである。

マイクロムーヴメントの別のやり方では、極度にゆっくりとした動作で身体的に怪我を再演するように、アスリートを誘導する。前部十字靭帯が断裂したスキー選手は、エッジが引っかかり、コントロールを失い、滑落し始めたときの実際の動きをゆっくりと再演するようにと促される。腕を骨折した体操選手は、スローモーションで、背中から落ちる衝撃を再演するように指示される。正面への強襲の打球が頭部を直撃した投手に対しては、彼から３ｍ離れたところでボールを持ち、きわめてゆっくりと彼を目がけて動かした。すべてのマイクロムーヴメントの練習の際に、私たちは近くでアスリートの身体的、感情的反応をモニタリングする。痛みのレベルや身体的な感覚が上昇するときにはいつでも、その目の位置を動かさずに、内面のプロセスを観察するようにアスリートを誘導する。これによって、中断されていた体験を解放し、完遂することの両方を援助できるのだ。脳の活性化なくして、身体の活性化もないということを覚えておくことは重要である。身体で感じられること

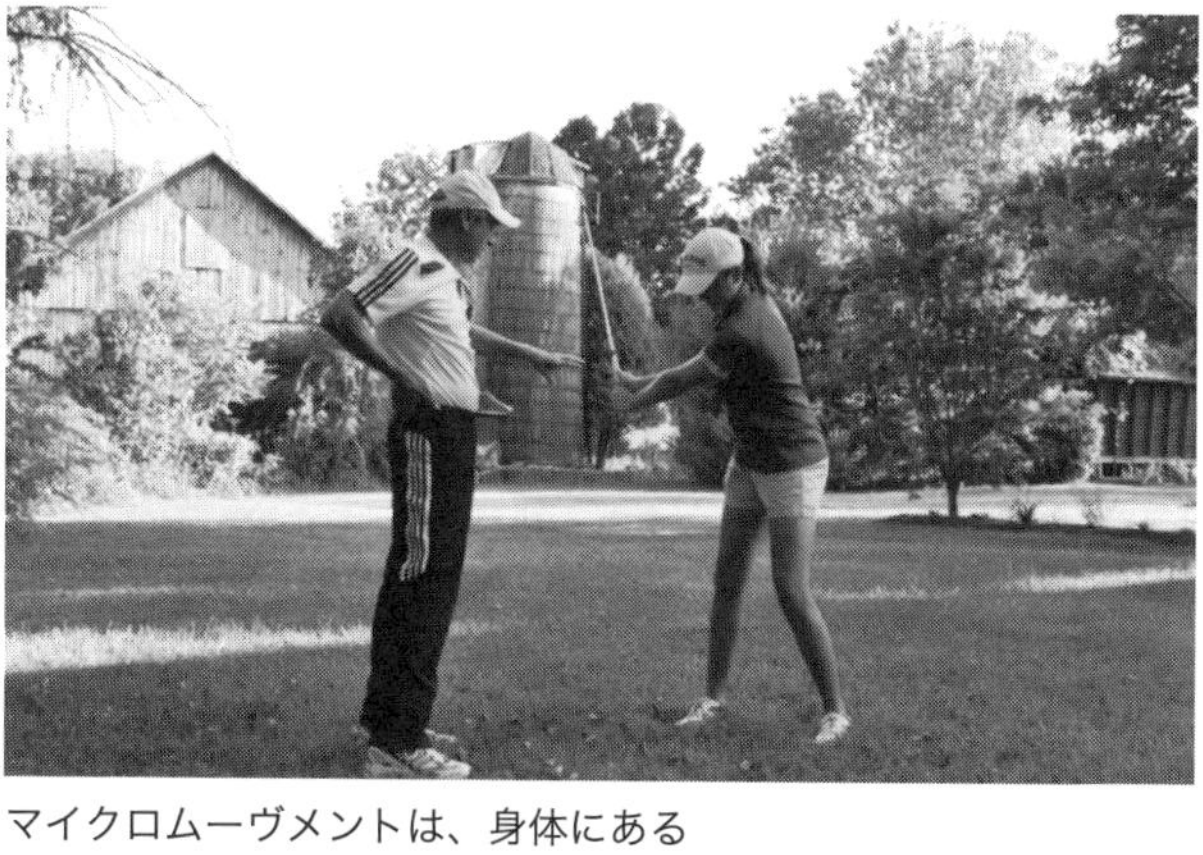
マイクロムーヴメントは、身体にある
トラウマを見つけ出し、解放する

はすべて、脳内にも反映されているのだ。マイクロムーヴメントは、二重に保持されている怪我とトラウマを同定し、解放する。脳は脳自体を観察し、身体における問題の所在を探し、焦点を当てるのである。

　私たちは、アスリートの脳と身体は答えを持っていると考えている。したがって私たちの治療は、ほとんどのスポーツ心理学的手法が行なっているようにアスリートを**導く**のではなく、むしろ、アスリートについて行くものとなる。ほとんどの方法において、スポーツ心理学者は答えを持っていて、それゆえに、アスリートに対して直接的に答えを与え、テクニックを教えるものと想定されている。もしパフォーマンスが改善しないと、その問題を直すための何か別のものを試すのが、スポーツ心理学者の仕事である。このように、ＲＳＰＰに対するこれまでのスポーツ心理学のモデルは、解決を**教え、指示する**ものである。

　私たちのモデルでは、投手と捕手が一緒に働くように、アスリートと**協働する**。クライアントであるアスリートは、行動を**始める**投手役であり、私たちセラピストは、その行動を**受け止める**捕手役である。捕手はサインを送るが、そのようなサインを受け取り、それに従うのかどうかを決定するのは投手の仕事である。このように、投手役は、つまるところ仕事のほとんどをこなし、捕手役は投球に対して最小限の関与しかしないのだ。

　先に触れたが、私たちは、プロセスが進むように脳に両側刺激を与える。これは、左右の耳の間に継続して音を流がす特製のＣＤを、アスリートに聴いてもらうことによって実行される。また別の主要なツールは、ブレインスポッティングであるが、これはすでに話した。ここでは、活性化と処理の初期段階がどのように機能するのかを具体的に示すエクササイズを挙げておこう。

●ステップ1

恥ずかしい思いをしたパフォーマンス、または気が動転したスポーツによる怪我を1つ思い出しましょう。

●ステップ2

事件を再演するときには、あなたの身体で何が起きているのかに注目します。このネガティブな体験を、あなたの身体がどれほど急速に記憶して、表現するのかを意識しましょう。起きていることは、コントロールしないでください。単純に、**あなたの心がどこに行くのか、生じてくる身体的な感じや感情を観察します。もし感情が生じるのなら、身体のどこに感じるのかに注目します。もし筋肉の緊張や痛みのような身体的な感覚に気づくようであれば、身体におけるそれらの位置に注目してください。**身体的、感情的な反応の強さを、0から10までの段階で示します。0は反応なしを意味し、10は最も強いを反応意味します。

●ステップ3

目を閉じて、60秒間、頭に思い浮かぶままにします。次に頭にやってくることに注目し、それからまた引き続いて起こることに注目してください。

●ステップ4

さあ、身体において取り組みを始める感覚をチェックしましょう。今はどこにありますか？

●ステップ5

もう一度、さらに1、2分、思考が浮かぶがままに許してください。

●ステップ6

さあ、不快な感じをまたチェックしましょう。それらは今、身体のどこにありますか？　もう一度、0から10までの段階で示します。

●ステップ7

もう1分ほど、旅を自己観察することを許しましょう。

●ステップ8

最初の気が動転した体験に戻りましょう。もしあるとすれば、心理的、身体的、または感情的に、何が変化しましたか？　イメージの中の映像は、より鮮明で詳細ですか？　映像はぼやけていますか、より遠くのものように見えますか？　様々な感情はより強くなりましたか、弱くなりましたか、それとも変化がないですか？　身体における感覚は変化しましたか、それとも同じですか？　もう一度、身体的な感覚の強度を、0から10の段階で評価し、身体のどこでそれらを保持しているのかをチェックしてください。

この短いエクササイズで、たとえバイラテラル音楽の助けがなくとも、このワークの感じをつかみ始めることができるだろう。もちろん、ブレインスポッティング・スポーツワークで実際に行なわれる治療は、この導入的なエクササイズより、さらにフォーカスされ、パワフルなものである。
あなたには、さらに追加のブレインスポッティングの雰囲気も知ってもらいたい。すでに概要を示したステップ1と2から始める。それから次の新ステップ3に進んでほしい。

●新ステップ3

あなたの左側を見て、フォーカスを当てる対象物を選んでください。その対象物を10秒間見つめます。次に、視線を中央に来るように動かして、そこにある対象物を真っ直ぐに10秒間、見つめてください。そして視線を右側に移し、フォーカスを当てる対象物を見つけ、10秒間、見つめてください。3つの方向のうち、どれが最も活性化のレベルが高いのか、またはどれが身体的な感覚が最も強いのかに注目してください。

●新ステップ4

左側、中央、右側の内、最も活性化度が高いところに視線を移し、その対象物を60秒間、見つめます。内面の体験の流れを観察してください。それは思考であったり、感情であったり、身体感覚であったり、記憶であったりするでしょう。そして、湧き上がり、去って行くのに任せます。同じスポットを見つめ続けながら、新ステップ4から、最初のエクササイズのステップ8の指示に従ってください。

以上のように適切な目の位置を決定し、その後の反応の強度を0から10の数字で評価することによって、脳と身体における凍りついたネガティブな体験の場所を、あなたは実際に特定する。流れていく思考を追いながら、目の位置を保持するとき、脳はプロセスを進め、あなたを閉じ込めたり、邪魔をしていたものが何であれ、深く、徹底して解放するのである。

本章では、ほとんどのスポーツ心理学者によって使われる認知行動療法の戦略ではもはや手の施しようのないRSPPを解決するために、どのようにブレインスポッティング・スポーツワークが、ブレークスルーを提供するのかの概要を述べた。この手法は、反復性パフォーマンス障害の解消のために不可欠である。なぜなら、これらの問題はその根に到達することなしに取り払うことができないからである。ＲＳＰＰにあまりにも共通する身体的な硬さ、自己不信、ネガティブ思考は、問題の表層的な症状にすぎない。スポーツ心理学が、底にある源泉に焦点を当てることなしに症状を治療するように制限されるとき、成し遂げられる成果もいつまでも限定される。そのような治療法では、アスリートに反復性問題の改善体験が起きたとしても、通常、安心な状態は短期間しか続かない。

第10章では、ＲＳＰＰに対して自分でできる援助方法についてお話しする。通常、トラウマが原因であるパフォーマンス問題の完全な解消には、訓練を受けた専門家による指導が必要とされるのだが、プロセスを進めるきっかけとして役立つエクササイズを紹介したい。

THIS IS YOUR BRAIN ON SPORTS

第10章

RSPP（反復性スポーツ・パフォーマンス問題）に対するセルフ・ヘルプ

停滞せず、復帰するために自分自身でできること

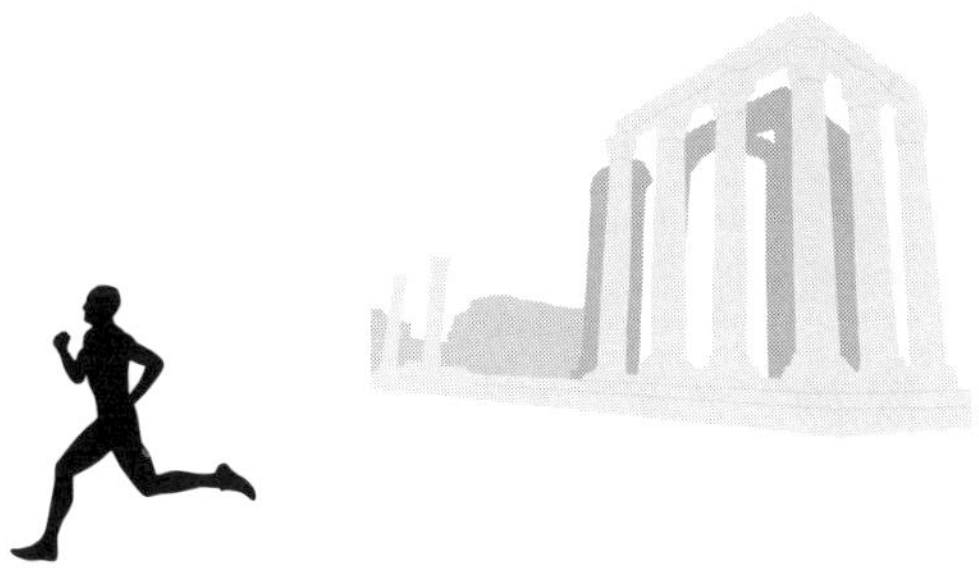

THIS IS YOUR BRAIN ON SPORTS

真面目なアスリートは、問題を抑え、障害物を乗り越えるために、鋼の意志と時代遅れの厳しい練習に頼る。RSPPは、自分たちの状況を変えることのできない無力感をアスリートに残す。厳しい練習をすることで問題に対抗することは、アスリートが最もよくやらねばならないことであり、「もっと厳しくやること」は、アスリートにとって、最も効果的な実証済みの成功戦略であるとされる。

単純な投球や、いつものハイレベルな状態のパフォーマンスが、突然できなくなるときに、より厳しくやるという戦略がうまくいかないことを、アスリートは発見する。いつも以上の努力をすることでパフォーマンス問題に対応しようとするアスリートは、すぐに自分たちのパフォーマンスが悪化したことを発見する。「厳しくやること」は、精神的にも身体的にもアスリートを縛り付け、スムーズで適切な実行を不可能なものにするのだ。それで、このようなアスリートは、悩み、失敗し続け、フラストレーションのレベルも上昇するのである。

それは、まるで困難から抜け出すために鍵を、鍵穴に無理に押し込んだようなものである。アスリートは、鍵が動かないことにフラストレーションを感じるようになり、動かそうとする無駄な企ての中、鍵に焦点を当てるのである。アスリートが理解していないことは、無理にその鍵を動かそうとやり続けると、鍵を開けるという機能がさらに働かなくなってしまうということだ。もしアスリートが鍵に力を加え続けると、ついにはポキッと折れてしまう。アスリートは、問題へのより優しく、よりリラックスした手法が要求されるということに気づかないのである。

アスリートは、潜在能力を発揮するために、心理的、身体的にリラックスしていることが必要である。フラストレーションと自分に向かう怒りの感情は、下降のスパイラル状況を招く引き金となる。すぐにアスリートは、もう2度と以前のような状況に戻ることはできないかもしれないという感情との闘いになってしまう。より厳しくやるという戦略の失敗は、混乱と無力感を感じるがままの状態に、アスリートを取り残してしまうところにある。本章では、このような混乱と無力感の感情について直接的に扱う。自力で反復性パフォーマンス問題の手中から自由になることは、可能であろうか？

ブレインスポッティング・スポーツワークの訓練を受けた専門家によって指導されるような正確で効果のあるワークは、自分1人で行なうことはできないことを理解することが大切である。そうではあるが、それでもなお、私たちのテクニックで、あなたが使うことのできるものが多くある。それらが矛盾なく、適切に使われる場合、これらのエクササイズと戦略はかなりの効果となる。

エクササイズ1
自分のスポーツ傷害とトラウマの履歴を話すこと

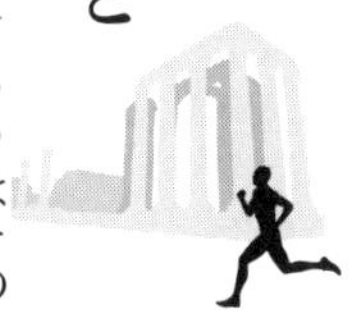

本書全体を通して話してきたように、ＲＳＰＰはその根底にトラウマを基盤として持っている。ＲＳＰＰを解消するための最初の段階の一つは、あなたの知らないところで怖れや停滞を引き起こしている身体的、感情的なトラウマが何であるのかを見つけ出すことである。**スポーツにおけるトラウマ履歴を聴き取る際に、過去の出来事は「大したことではない」とか、現在の問題と関連はないという思い込みは、通常は不正確であるということを忘れないように。**あなたの意識的なマインド（訳注：主に思考・認知的な脳の働きとしての心）では、脳と身体によるシステムがどのように機能するのかを理解することはできないのである。過去の出来事を集める際には、あなたの判断を保留し、**どのような**身体的、感情的な混乱も含め心に浮かぶ**すべて**の出来事を含めるようにすることである。

「トラウマ」とは、あるときに、**あなたが**傷つき、混乱した体験のすべての出来事を意味することを忘れないように。身体的なトラウマとは、ひどい落下、衝突、足首の捻挫、肉離れ、骨折、ひやりとした出来事などである。あなたがトラウマを持つのに、実際に怪我をする必要はない。他人がひどい怪我をするところを目撃することで、**大きな**トラウマ性の影響を受けることがあり得るのである。感情的なトラウマに含まれることには、チームの優勝がかかっていることや、手痛い損失を招くエラーをすること、怒りや批判、感情的な虐待を続けるコーチに対応しなければならないことがある。

トラウマである過去の出来事を集めるときには、必ず競技内と競技外の双方の世界における体験を含める。競技外の世界での体験に含まれるものとしては、たとえば、木から落ちること、自転車をぶつけること、スケートボードで転倒すること、どのようなものであれ顔面をぶつけること、ひどい自動車事故で生き残ること、引越しの必要があり、親しい友人に別れを告げなければならないこと、両親のケンカを目撃すること、両親の離婚を体験すること、また祖父母や親友、家族、愛していたペットの死を体験することなどがある。病院の緊急治療室や外科手術の体験も、どのようなものであれ、その履歴に入れるべきである。

通常の麻酔を施される手術は、身体に対するトラウマとして記録することを覚えておくように。

あなたの履歴を時系列に整理することは、自分でできることとして最高のことである。感情的、身体的な負荷があることがまだ明らかであることは何であれ、必ず書き留めるように。それは特定の体験を思い出すときに、あたかもその出来事がまさに起きたかのように、本能的に身震いしたり、しかめっ面をしたり、恐怖に反応していることを、自分自身で見つけることができるかもしれないからである。現在におけるこの種の身体的、感情的な負荷が明らかな過去の体験はどのようなものであれ、あなたのパフォーマンス問題の不思議を解き明かす際に重要なものなのだ。

このトラウマ履歴のリストをいったん完成させたら、次のステップに進むように。

●ステップ1

目を閉じて、今のパフォーマンス問題について思ってください。それに結びついた感情と、**今、現在、それらの感情を感じる身体の場所**に注目してください。今、その体験を、見えるがまま、聞こえるがまま、感じるがままにします。

●ステップ2

目は閉じたままで、自分自身に問いかけます。「このことに関係している記憶は何だろうか?」**意識的、意図的に、この質問への答えを考えようとはせずに**、頭の中に最初に浮かび上がるものに注目してください。たとえその答えが、最初は無関係のものに見えようとも、それを逃すことの**ないようにします**。とてもよくあることですが、あなたの脳の深層部は、正しい結合をつくりあげているのです。浮かび上がる記憶が、あなたのパフォーマンスの困難と何か重要な関係性を持っている可能性はとても大きいのです。本章に出てくるエクササイズにおいて、その記憶に注目し、それからただ心が落ち着き、赴くままにさせてください。動いている限り、思考の列車についてきます。やってくるものは何であれ、予断で決めつけたり、追いやったりしないようにしてください。

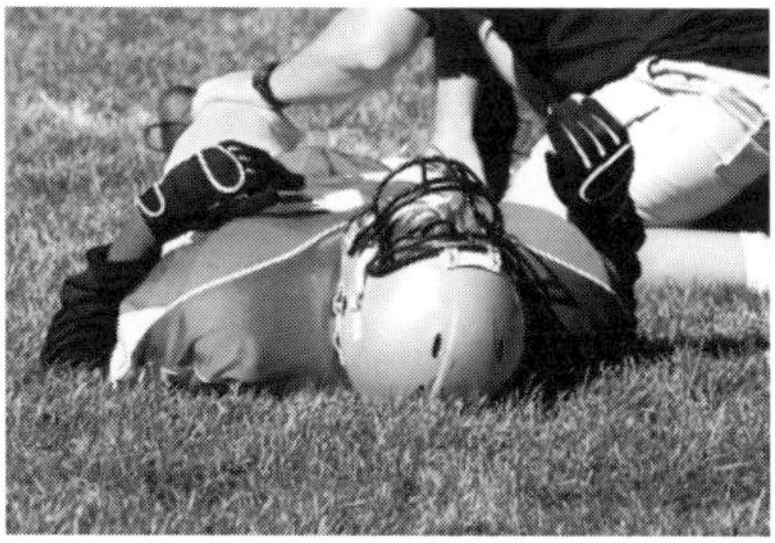

スポーツ傷害を目撃することで、
トラウマになることもある

エクササイズ2
両側刺激と目の位置

第9章で、ブレインスポッティング・スポーツワークにおけるプロセス促進の仕組みとしての両側刺激と目の位置について話をした。両側刺激とは、交互に、脳の左右の半球の間を行き来する活動であり、左右の耳を行き来する音を聞くことや、身体の左側から右側へと身体接触が変わることや、水平に視線が行き来することなどによって実行されるものである。

グランド博士が発見したブレインスポッティングによると、目の位置は、脳内でネガティブな体験を保持している場所を明らかにすることを助けてくれるものである。左、右、真ん中などを見ていくと、スポーツトラウマについて考えるときに、痛みが浮き上がってきたり、沈んだりすることに気づくだろう。もし、最も強烈に感じる正確なスポットで目を止めるなら、脳のどこでその体験が保持されているのかがわかったことになる。身体のどこにトラウマ体験を保持しているのかがわかると、自分のマインドが勝手にどこにさまよっていくのかをただ観察すると、そのトラウマは緩み始めるのだ。十分な時間、止まっていればトラウマは小さくなり、うまくいけば消え去ってしまうのである。

このように適切な目の位置と両側刺激を組み合わせることで、焦点が絞られ癒しの原動力と結びつくのである。左右の活性化を利用するための私たちのお気に入りのツールは、グランド博士によるバイラテラル・オーディオCDである。CDは、穏やかな音の移動と、特別に開発された癒しの音楽と自然界の音とを組み合わせたものである。音に加えて、プロセスを促進するために目の往復運動を使う場合がある。本章でのエクササイズとして、バイラテラルCDかタッチによる両側刺激のどちらかを使うことをお勧めする。このエクササイズは、左右交互にこぶしを軽く握り締めるというものである（親指を握り締めてもどちらでもよい）。

焦点を当てることなしに（つまり、特に何か気が動転したことについて思うこともなく）、両側刺激を使うと、リラクセーション反応が結果として現れる。まずもって、脳は意識的であろうと無意識的であろうと、頭に浮かんだものを何であれ探求し、それからより瞑想的な禅のような状態へと、身体的なリラクセーションを伴いながら落ち着いていく。

それから、あなたが最も活性化していると感じる目の位置を見つけると、思い出したトラウマからのイメージ、音、感情、そして身体的感覚と結びついた脳への両側刺激に焦点が当てられる。プロセスを追っていくことで、あなたにのしかかっている感情がなくなるまで、気が動転した体験を緩めていくことを助けるのである。

次の2つのエクササイズは、本章の他の独りでできる方法と同様に、**マインドフルネス**の使用を含むものである。マインドフルネスは、どのような瞑想訓練の中にも見いだせる自己観察の一つであり、集中力に焦点を当てて、思考、身体感覚、感情を、刻々と変化する現在において、優しく追っていくことである。

もしあなたが、以前に瞑想や何かマインドフルネスや気づきのエクササイズを使ったことがあるのであれば、すでにこのプロセスに馴染みがあることだろう。マインドフルネスを、両側刺激や目の位置と結びつけるとき、あなたの体験はより力強く、焦点の当てられたものであることがわかるだろう（それで、私たちは、「焦点化されたマインドフルネス」と呼ぶのである）。もしあなたが、瞑想やマインドフルネスに馴染みがないとしても、それでも簡単にできることがわかるだろう。

エクササイズ2A
左右の触覚刺激

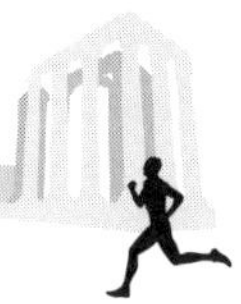

触覚の両側刺激は、左右のこぶしを優しく握ることを交互にする。もしこの方法を選ぶのなら、とても軽く握るように。ウォーキングもまた両側刺激の一つである。なぜなら、踏み出すときには、身体の左右の側を、自ずと交互に動かすからである。事実、この方法で、長年にわたって人類は情報をプロセス処理してきたのだ。「歩きながら、もう一度よく考えてみる」は、昔から使われる言葉である。

●ステップ1

10分かそこら邪魔されずにいられる場所で、落ち着いて座るか横になります。目を閉じて、優しくこぶしを握り、左右交互にゆっくりと握り始めてください。マインドがあちらこちらに動くことを許し、心に浮かぶことに、また、感情的、身体的にどのように感じているかに意識を向けてください。乗り物の座席に座っているようなもので、車窓の外を眺め、ただ通り過ぎゆくものに意識を向けます。次に来るものへ、そしてさらに次に来るものへと、ただ意識を向けます。やってくるものが、無関係とか、混乱させるように見えても気にしないでください。あなたは、活動中の脳の深い部分をただ観察していればよいのです。あと、1、2分、こぶしを握ることを続けてください。

●ステップ2

感じていることや、身体のどこで感じているのかを知るためにチェックしましょう。もう1、2分の間、優しく握ることを続けて、マインドが飛び回る際に、それがどこに行くのか、何がやってくるのかに意識を向けます。定期的に、身体でどのように感じているのかをチェックしましょう。

●ステップ3

2、3分後、身体にリラックスの感覚があることに気づくかもしれません。腕や足に心地よい重さであったり、指先や手のピリピリとした感覚などです。そのような感覚が生じてくると、感覚のある箇所にただ意識を向け、それらが身体中を動き回ると、その動きを追っていきます。マインドが鎮まることや、もしかしたら空白になることにさえ、気づくようになるかもしれません。これは、あなたがリラックスした、調和のとれた状態に到達していることを示す一つの指標です。身体のリラクセーションに意識を向けながら、5分から10分、左右のこぶしを握ることを繰り返してください。エクササイズの終了後に、どのように感じられるのかに意識を向けます。1、2度、このエクササイズを試すと、より的が絞られたワークに取り組む準備が整うのです。

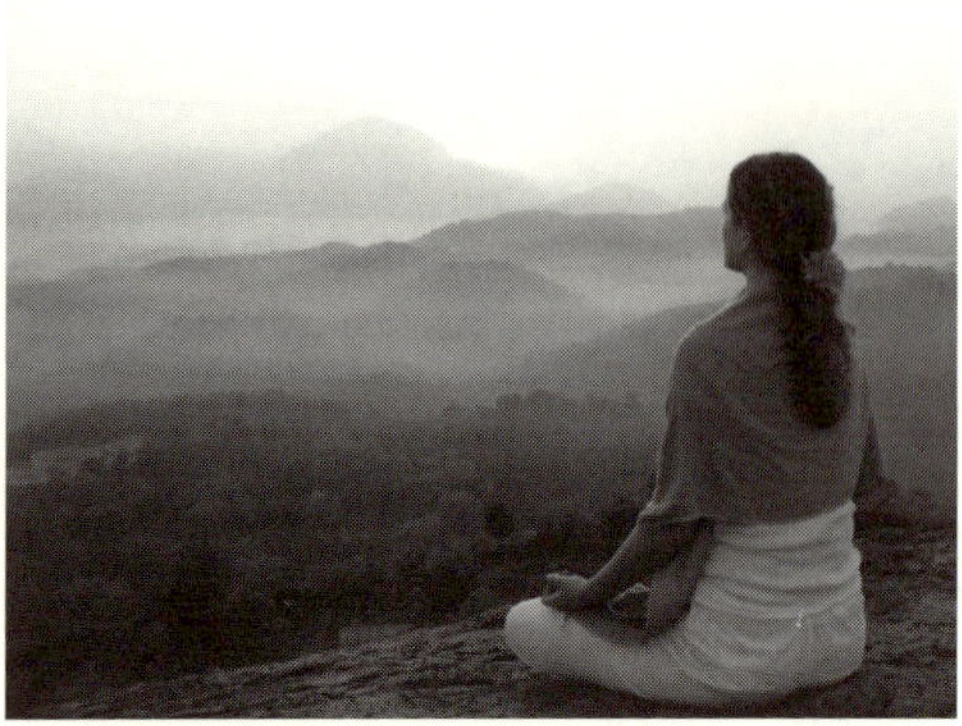

ブレインスポッティング・スポーツワークによる癒しは、マインドフルネスを使う

エクササイズ2B
ネガティブなパフォーマンス体験にワークする

●ステップ1

10分かそれ以上、邪魔されずにいられる場所で、落ち着いて座るか横になります。あなたをいまだに悩ませている過去や現在のスポーツの状況について思ってください。あたかもその体験の最中であるかのように、身体が動くのを感じ始めるかもしれません。どのくらいあなたを苦しめているのかを、まったく苦しんでいないことを意味するゼロから、考えられる限り最悪を意味する10までの数字で示してください。それから、身体のどこに揺

り動かされる感情が抱え込まれているのかを見ます。さあ、体験の核心部分を抱え込んでいる目の位置を見つけていきましょう。あなたの右側にあるものを1つ見て、10秒間、見つめます。それから、真正面にある別のものを、また10秒間、見つめてください。次に、左側にあるものを選んで、同じ作業を繰り返します。右でも、真正面でも、左でもよいのですが、体験が最も強烈であったり、苦しいと感じるのはどれなのかを意識してください。それがどこであろうとも、1つのスポットを見つめ、身体でどのように感じるのかに意識を向けます。

ステップ2

マインドがあちらこちらに動くことを許し、心に浮かぶことに、また、感情的に、そして身体的にどのように感じているかに意識を向けてください。次に来るものへ、そしてさらに次に来るものへと、ただ意識を向けます。やってくるものが、無関係とか、混乱させるように見えても気にしないでください。急に飛び回るようなことは、たとえ理解できなくとも、あなたの脳が活発に働いていることの反映なのです。ただ座って、やってくるものを観察します。思考の望むまま、自由に行けるようにしましょう。そうしながら、身体で感じていることや、それをどこで感じているのかに意識を向けます。

ステップ3

2、3分後に、元の出発点に戻ってチェックしましょう。今、そのイメージはどのように見えるのか、それに伴う感情はどのようなもので、そして最も重要なことですが、身体でどのように感じるのかに意識を向けます。身体感覚の気づきから、さらに2、3分の間、思考の行きたいところに行かせてあげてください。

ステップ4

以上のような短い処理の「セット」をさらに**何度か**続けましょう。毎回終わるごとに、明快さ、詳細、強度の点で、今どこにいるのかを知るために、元の体験をチェックしなおします。このエクササイズが進むにしたがって、元の体験が異なるものとして見え、感じ始めていることに気づくかもしれません。おそらく、色あせていき、消えてしまうことでしょう。これらの変化は、その体験は、あなたの記憶の金庫の奥深くに蓄えられていることを示し、プロセスが進んでいることを示しているのです。事実、ある程度のプロセスが進んだ後には、まったく元のイメージを思い出すことができないかもしれません。

私たちは、ブレインスポッティングを、アスリートとの仕事でよく活用している。単体で使うときもあれば、聴覚刺激と合わせることも度々ある。セッションであろうが、セルフヘルプで使われようが、２つの技術の組み合わせは、パフォーマンスの変化をもたらす真の原動力である。この手順を使った実験を経た後、おそらく、現在、苦しんでいる特定のパフォーマンス上のブロックや、さらに動揺させるスポーツ上のトラウマに、直接的に焦点を当てるために、このようなツールを使う準備が整うのである。

エクササイズ3
現在のパフォーマンス・ブロックや重度のスポーツ・トラウマにワークする

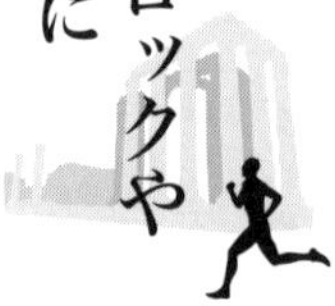

●ステップ1

現在、苦しんでいるスポーツ・パフォーマンス問題か、感情的に収まっていない過去の怪我やトラウマを一つ選んでください。このトラウマとは、身体的なものかもしれないし、感情的なものであるかもしれません。あなたが選ぶものは、最近の出来事かもしれないし、古いものかもしれません。このエクササイズにとって、あなたの内面に**強い反応**をもたらすターゲットを選ぶのがベストです。再び起きてほしくないことを選んでください。たとえば、決定的に重要なときに大きなミスをおかしたり、息が苦しくなったり、コーチに侮辱されたり、再び負傷したりといったようなものです。強い感情をもたらすターゲットを選ぶことを怖れないでください。感情が力を持つようになるにしたがって、そのプロセスを通じて、あなたはより多く解放されることでしょう。

●ステップ2

ターゲットをいったん選ぶと、目を閉じて、心理的にその体験に戻り、あなたの内部から湧き上がらせるのに必要な時間、ずっと話してください。このことを、あなたに見えるもの、聞こえるもの、感じられるもの、におうものなど、すべての細部に意識を向けることによって、感覚的なプロセスにすることが可能となります。また、もしあれば、この体験と結びついている感情ならどのようなものでも、それに意識を向けましょう。とてもよくあることですが、これらの出来事は、かなり強力で、怖れ、混乱、怒り、悲しみ、羞恥の感情を誘発するかもしれません。0から10までの段階で、あなたが体験していることの強烈度を示してください。0は痛みがないことを、10は最悪の痛みを示しますね。ただ、段階の数字は主観的なものなので、正確に示すことにこだわりすぎないでください。次に、この痛みを抱え込んでいる身体の箇所に焦点を当ててください。

●ステップ3

さあ、この体験の核心部分を抱え込んでいる目の位置を見つけ出しましょう。右側にある物を見て、10秒間凝視します。それから、また10秒間、正面にある物を凝視します。それから、左側にある物を見て、手順を繰り返します。右側であれ、正面であれ、左側であれ、体験が最も強烈に、または疎ましく、感じられるものに意識を向けます。どれがそうであろうと、その一つのスポットを凝視し、身体でどのように感じるのかに意識を向けます。それから、（こぶしの握りで）両側刺激を始めて、そのエクササイズの全工程を、思い出して、続けてください。

●ステップ4

マインドの赴くままに、1、2分、自由にさせて、やってくるものに意識を向けます。このエクササイズを通して、客観的な観察者というスタンスを保ち続けることを忘れないでください。やってくるものを評価したり、意識的にマインドを導こうとはしないでください。1、2分後、どのように感じているのか、それを身体のどこで感じられているのかをチェックします。

●ステップ5

1、2分のセットを2、3回行なってから、終了の都度に、感じていることや、身体のどこにその体験を抱え込んでいるのかを知るためにチェックをします。これらの短いセットを、2、3回やり終えると、数回さらに長いセットをして、3分から5分毎にチェックします。

●ステップ6

元の事件が、感情的な打撃の大部分がなくなったと思えるとき、それに立ち戻ってチェックします。それをやるとき、もう一度、あなたに見えるもの、聞こえるもの、感じられるもの、におうものに意識を向けます。身体で何を感じますか？　それをどこで感じますか？　再び、残っている痛みの強さを測定するために、0から10の段階を使います。もし痛みが、2以下であれば、元の体験に対して、もはや何らの痛みの活動が感じられなくなるまで、さらに2、3セットをしてください。もし、痛みが3以上であれば、ステップ4に戻って、必要なだけの数のセットの処理を続けます。セットの最後に、元の体験に戻ってチェックし、それがあるところを理解します。

元の出来事に戻っても、何らの痛みも生じなくなったら、エクササイズを終えるか、リラクセーション感と広がり感を深めるためにさらに2、3回のセットを行なう。これは強力なプロセスであり、終えるときには、疲れや少しの「虚脱感」を体験するかもしれない。これは実はよいサインである。なぜなら、あなたの脳が「重量挙げ」をやり遂げて、スポーツトラウマの囚われからあなたを解放したということだからである。したがって、**重要なのは、練習や競技の直前にこのエクササイズをやらないことである。**パフォーマンスの目前ではなく、自由な時間が持てるときに行なうように。

また、決して忘れてほしくないのは、このエクササイズをたった一度、試すだけでは、あなたを押さえ込んでいるものから解放するには十分ではないということである。事実、1、2回の後、パフォーマンスが近づくにつれ、自分の痛みのレベルが依然として3以上であることに気づくかもしれない。もしこのことが当てはまる場合、もっとうまく痛みを封じ込めることができるまで、そのエクササイズを使わないことである。最初のセッションから、1、2日後に、パフォーマンスを行なう場に飛び込み、心理面、身体面での反応におけるどのような変化であれ観察するように。これらの変化は小さいものかもしれない。たとえば、わずかな態度の変化、恐怖心の減少、リラクセーション感覚のわずかな増加などである。しかしながら、より重要で、明白にポジティブな変化に気づくこともあるかもしれない。もしネガティブなマインドや不安感の増加を観察しても動揺しないように。あなたがどのような違いに気づこうとも、私たちは、プロセスを信じるように励まし、次の自主練習で、そのプロセスを思い出すことを勧める。

もしあなたの気づいた変化がポジティブなものであったなら、次の自主練習では、それらの変化に焦点を当てることから始める。もし変化がネガティブであったり、痛みの増加を反映するものであれば、それらの感情から始める。どのような残留しているブロック、恐怖心、疑念にでも、直接的に焦点を当てることで、次回セッションを開始することもできる。

自主練習に対して、即時かつ劇的に恐怖心を取り除き、パフォーマンス問題を撲滅しようといった期待をすることは避けるように。パフォーマンス障害を維持しているのが、まさしくそれらと同じ期待なのである。よいパフォーマンスを期待することは、エクササイズに干渉し、あなたを停滞状態のままにするのである（よいパフォーマンスを期待することの破滅的な力についてのより深い議論は、第7章を参照のこと）。

これはチャレンジである。なぜなら、あなたは本書を読んでいて、自分のパフォーマンス問題を解放するためにこのようなエクササイズに取り組んでいるからである。どうすれば停滞状態から抜け出し、元の素晴らしい状態に戻るという期待を持たないでいることができるだろうか？ 簡単にいうと、フィールド、コート、フロアー、コースに、足を踏み入れる際に、あなたはうまくパフォーマンスをし、勝ちたいと思うだろう。並外れたパフォーマンスや勝利は、**結果ではなく、**パフォーマンスのプロセスに焦点を当てるときに、通常は起こるものである。同じことは自主練習にも当てはまる。ポジティブな変化は、独自の道を見つけ出す。それは前もっての予想や期待にかなった道ではない。あらゆる変化にオープンでいなさい。それがどんなに小さなものであっても。そして、驚きに備えて注意深く見るように。

エクササイズ4
怪我からの回復と再び怪我をすることへの恐怖心

ブレインスポッティング・スポーツワークのテクニックは、怪我からの回復と再び怪我をすることの恐怖心の双方にも効果的である。すべてのアスリートは、身体的な怪我を、選手人生を通して経験する。怪我が少なかったり、局所的である人もいれば、複数箇所にもっと重度の怪我をし、中には手術や広範囲にわたるリハビリが必要とされる人もいる。本書を通して語ってきたように、怪我は身体に対するものだけでなく、マインドに対するトラウマでもあるのだ。

怪我が癒され、医師からプレーしてもよいと告げられるとき、あなたのマインドは、身体がそうであるほどには復帰することへの準備と意欲が整っていないかもしれない。過剰に心配性となって、もし全力を発揮しようとすれば、再び傷つくと感じたとしてもそれは正常なことである。これらの感情がどれほど力強いものであっても、正常であり、避けることのできないものであることを知るのである。膝、肩、肘、踝のような怪我それ自体の身体的な場所と同じように、頭、喉、胸、胃、そして背中のような「不安感スポット」で、これらの憂いを体験する傾向を、私たちは持っているのである。

怪我からの回復中や、過去の怪我が再発しているときには、次のエクササイズを用いることができる。

パート1：怪我からの回復

●ステップ1

15分から20分の間、邪魔されない静かな場所を見つけてください。目を閉じて、怪我の記憶とそれがどのように起きたのかを思い浮かべてください。あなたに見えるもの、聞こえるもの、感じるもの、におうものに意識を向けます。この体験に付随するすべての感情について、そして身体のどこに感じられるのかについて、意識してください。0から10までの目盛りを使って、**現在の感情**の強さを測定し、頭に数字を思い浮かべます。傷ついた身体の部位に、特に丁寧な注意を向けましょう。

●ステップ2

怪我の体験の核を抱える目の位置を見つけ出します。右側にある物を見て、10秒間、見つめます。次に、正面にある物を、また10秒間、見つめます。それから、左側にある物を選び、同じ手順を繰り返してください。右側であろうが、正面であろうが、左側であろうか、怪我の体験が最も強く感じられる場所に意識を向けます。それがどこであろうと、1つのスポットを見つめ、どのように身体で感じるのかに、再び意識を向けるのです。次に、両側刺激（手のひらを握ること）を始めましょう。そして、全体のエクササイズにおいてそれを続けることを忘れないでください。

ステップ3

目の位置を維持しながら、マインドがやりたいように怪我を再演させることを許してください。マインド（思考）が、出来事を最初から最後まで駆け抜けたり、そうではなく、あちらこちらに飛び回ることを見出すかもしれません。マインドがそのようなことをするにつれ、その他の関連する、または無関係の怪我へと飛んでしまうかもしれません。意識的にやってくることを動かそうとしたり、検閲したりしようとしないでください。ただマインドの行くところや、見えるもの、聞こえるもの、身体で感じられるものに意識を向けてください。2、3分のセットを1回として、このようなことを行ないます。

ステップ4

あなたが感じていること、身体でそれを感じていることを知るために振り返りましょう。同じ目の位置を保ちながら、この2、3分のセットをさらに数回、行なってください。毎回のセットの後、自分自身を振り返ります。そして身体的感覚の強度と場所、そして内的なイメージで進行していることに注意を向けてください。短めのこれらのセットを2、3回行なってから、4、5分の長めのセットを数回行ないましょう。

ステップ5

元となる怪我を思い出し、再び、見えること、聞こえること、感じることに意識を向けます。身体的な感覚に気づきましょう。特に怪我をした周囲の身体箇所の感覚です。再び、0から10の評価法を、残留している痛みの強度を測るために使用します。もし、痛みが2以下であれば、怪我からのどのような痛みであれ、活性化しなくなるまで、もう2、3セットを行ないます。もし痛みが3以上であれば、ステップ2に戻って、痛みが消し去るまで、処理プロセスを継続します。

怪我について思っても、その痛みが0であるとき、あなたはこのエクササイズのパート2へと進む用意ができている。終了時には、これがパワフルなワークであり、疲れや、少し「ぼーっと」感じることを忘れないように。したがって、**練習や競技の直後には**、決してこの種のワークをしないこと。

先のエクササイズでのように、怪我に関連する身体的、感情的な感覚を完全に解放することが出来る前には、多くの練習回数を必要とするかもしれない。もしあまり違いに気づかない場合は、自分自身に寛容となり、続けること。

パート2：再負傷の恐怖心を克服すること

●ステップ1

もしあなたがパート1「怪我からの回復」からの継続である場合、パート2でも同じ目の位置を維持して、目を閉じ、試合に復帰することを思い浮かべてください。依然として残っている再び負傷することに関連する恐怖心やネガティブな思考ならどのようなものであれ、それを意識してください。このような恐怖心が始まることを怖れないでください。生み出される痛みが多いほど、最後にはより大きな解放があることでしょう。どのようなネガティブなイメージ、思考、感情、身体感覚であれ、それに意識を向けてください。0から10の段階で痛みの強度を評価してください。

もしあなたがパート1「怪我からの回復」からの継続でない場合、再び負傷することの恐怖心と関連するブレインスポットを見つけ出します。右側にあるものを一つ見て、10秒間それを見つめます。それから正面にある別のものを10秒間、見つめます。それから左側にあるものを一つ選び、手順を繰り返します。右側であろうが、正面であろうが、左側であろうが、最も強烈に怪我の体験を感じられる場所に意識を向けます。プロセス処理をしている間、そのスポットを見つめ続けてください。

●ステップ2

両側刺激を使うことによって、マインドが2、3分のセットの間、独自に探検することを許してください。もし自分が再び傷つくことをイメージし始めたら、そのイメージを中断しないでください。なぜなら、もし機会を与えられたのであれば、イメージは勝手に最後まで展開するからです。セットの最後では、競技への復帰を想像上で体験してみて、今はどのように体験するのかを見てみましょう。

●ステップ3

2、3分のセットをさらに数回続けて、マインドが行きたいところに行かせてください。これらの短いセットを、2、3回やり遂げたら、より長いセットを数回してください。3分から5分毎に、あなたがどのようにしているのかに再び意識を向け、特に身体で感じていることをチェックします。

●ステップ4

再び自分のスポーツに復帰することを想像し、恐怖心とネガティブな思考をチェックします。感じていることや、身体のどこでそれを感じているのかに、意識を向けます。どのようなものであれ、残存している痛みを0から10段階で評価します。3分から5分のセットを、不快さが0に落下するに必要な回数だけ行なうことによって、残存している痛みがどのようなものであれ、処理し終えてください。

●ステップ5

自分のスポーツへの復帰について、もはや何らの痛みも感じられなくなったら、「もしそうならどうなるのか？」（再び怪我をしたらどうなるのか？　以前ほど上手くできなかったらどうなるのか？　すでに戻るポジションがなければどうなるのか？）ということを意図的に思い起こしてください。実現すると最悪な恐怖心を想像することによって、できるだけ高い不安感を生み出します。それから3分から5分の間、マインドを処理させ、起きてくるものに意識を向けます。もし何らかの痛みがまだ残存しているようなら、「もしそうならどうなるのか？」について思うときに何らの不快感も起き上がってこれなくなるまで、3分から5分間のセットで処理を継続します。

●ステップ6

復帰への恐怖心から解放された今、ポジティブの方向へとシフトする時期となります。同じブレインスポットを維持しながら、怪我以前にどのようなプレーをしていたのかを思い返してください。最高のプレーを思い出すときに、あなたがわかることや感じることに意識を向けます。脳と身体はこれらの筋肉の記憶を保持しているのです。そしてネガティブなものが消し去られることで、その記憶は容易に再活性化します。もし実際にあなたの身体が、ボールを投げ、スイングをし、直立に着地することを感じるのであれば、そのプロセスを助けることになるでしょう。負傷前のピークパフォーマンスを振り返ることに、1分か、2、3分のセットを使ってください。

●**ステップ7**

よい感情への気づきを持って、あなた自身を将来へと投影することを許していきます。できるだけ詳細に、かつてのようなパフォーマンスをしている自分自身をイメージします。リラックスして心地よく感じながら、やりたいようにやっている自分自身を見て、聞いて、感じましょう。これらのよい感覚を体験するために、2、3分のセットを数回行なってください。

エクササイズ5
競技の直前または最中に使うとよいパフォーマンス・テクニック

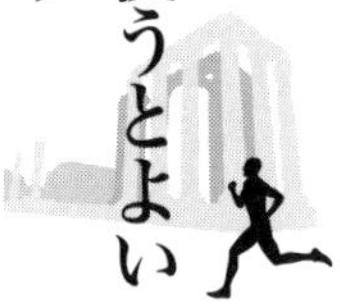

これから述べる戦略は、試合や競技の**直前**、さらに、あなたのスポーツに休憩時間が設けられているとすれば、その休憩時間の**間**でも使うことができるものである。そのような試合中の休憩時間は、ほんの2、3秒であったり、30分であったりする。

A）気づきと両側刺激を伴ったストレッチをすること（本番前）

先に議論したように、気づきを伴ったストレッチは、競技の前に身体的かつ精神的なリラックス状態になるための一つの効果的な方法である。気づきを伴ったストレッチとは、ストレッチをしながら、伸ばしている筋肉群への意識集中を維持することを意味する。身体内部のストレッチの感覚に焦点を当てることによって、意識的なマインドが、対戦相手、勝敗の結果、過去の出来事の悪いパフォーマンス、または「もしそうならどうなるのか？」といったような不安感や緊張を生み出す思考から逸れるのだ。このようなストレッチを、交互にこぶしを握ることと組み合わせることによって、身体的かつ精神的なリラクセーション効果が高まるのである。

●**ステップ1**

目を左から右へと優しく動かしてください。目は開いていても閉じていてもかまいません。**この優しい動きを、エクササイズ全体を通して必ず維持**してください。あなたがいつもストレッチをする、最初の筋肉群へと注意を向けてください。これらの筋肉に伸びを感じ始めると、呼吸に焦点を当て、ゆっくりと息を吸い、それからゆっくりと息を吐き出します。心地よく、ゆっくりとした呼吸を続けながら、20秒間、緊張を保ってください。同じ筋肉群で全体のプロセスを繰り返します。

●ステップ2

あなたが、パフォーマンス前に決まってストレッチをする筋肉群ごとに、ステップ1のプロセスを継続してください。

B）交互にこぶしを握るテクニックの使用で、パフォーマンス中の休憩の間、平静を維持すること

野球、ゴルフ、バスケットボール、アイスホッケー、テニス、ソフトボール、サッカーのように、あなたのスポーツに定期的、通常的な休憩があるのなら、自分を落ち着かせ、平静状態を保つ助けとなるように、これらの合間の時間を使うことができる。たとえば、ミスや野次、またはコーチからのネガティブな批判によって、あなたが動揺しているときには、自分のセンターを感じ、落ち着くために、お相互にこぶしを握ることを2、3秒することができる。

目は開けても閉じてもよいので、左右のこぶしを優しく交互に動かそう。これは、あなたがベンチに座っているときでも、試合の合間に場外にいるときでも、タイムアウトの間でもできることである。思考と感情が現れてくると、それらを判断したり、干渉しようとせずに意識を向けていく。活動再開前に数秒間続けて、それからすぐにやらないといけない仕事に、集中力を再度向ける。この両側刺激を日常ベースで使用することによって、動揺に巻き込まれず、精神的に活動に戻ることを助けてくれるだろう。

C）呼吸を通してセンタリングすること

自分の呼吸に気づくことは、あなたがセンタリングとグラウンディングをする助けとなる。これを簡単に行なう一つの方法は、どのような意味でも意識的に呼吸をコントロールしようとせずに、単純に呼吸に「耳を傾ける」ということである。最初あなたは息が速く浅いとか、よりゆっくりで深いとか、気がつくかもしれない。それ

らに関係なく、ただ自分の息が身体の入り、そして出て行くことを追っていけばよい。これをするに際しては、両側のこぶしを交互に握ることを使ってもよいし、使わなくてもよい。この呼吸に意識を向けるという単純な行為は、脳と身体の智慧の導きにより、究極的にはあなたを落ち着かせ、あなたを「今」にいることを続けさせてくれるだろう。

D）向上したパフォーマンスの感覚を深めること

向上したパフォーマンスに伴う特別な身体的かつ感情的な感覚がある。精神的にこの感覚を再演することと、メンタルリハーサルを目の位置と両側刺激と組み合わせることによって、次のパフォーマンスがこの数年来最高のパフォーマンスを再現するものとなる機会を増やすことができる。このエクササイズは、パフォーマンスの前夜や当日に使うように。

●ステップ1

目を閉じて、最近、思い出せる素晴らしいパフォーマンスを思い返してください。パフォーマンスが展開するにつれ、身体で感じたことに焦点を当てながら、あなたのマインドが、この体験の光景、音、感覚を回想することを許しましょう。これらの「向上したパフォーマンス感覚」は、自動的に記憶されているのであり、脳と身体に蓄えられ、将来の使用のために活用されます。

●ステップ2

ポジティブな体験を伴うブレインスポットを見つけ出します。右側にあるものを見て、10秒間見つめてくださ い。それから正面にある別のものを10秒間見つめます。次に左側にあるものを選び、同じ手順を繰り返してください。右側であろうが、正面であろうが、左側であろうが、素晴らしいパフォーマンスと最もたくさんつながると感じる箇所に意識を向けます。そのような感覚に目標を定め、深める助けとなるので、処理しているスポットを見続けてください。

●ステップ3

よい感覚やそれらを抱えている身体箇所への気づきを保ちながら、優しく右と左のこぶしを交互に握ります。1、2分の間、マインドが勝手にあちらこちらを探索することを許します。他のよいパフォーマンスを思い出し始めていることに気がつくかもしれません。やってくることを注意深く観察し、身体で感じることへの気づきの意識を保ってください。

ステップ4

ポジティブなブレインスポットで、それらのよい感覚を確認します。それらは強くなっているかもしれないし、弱くなっているかもしれないし、身体中を動き回っているかもしれません。再び、ただ感じることに意識を向け、もう1、2分のセットの間、マインドを自由にさせます。

ステップ5

それらのよい感覚が現在あるところを確認した後に、これから迎えるパフォーマンスを前面に投影してください。頭の中のよい感覚への気づきを伴って、お好きなようにこの未来のパフォーマンスを、あなたのマインドに、前もって見せてあげるのです。

ステップ6

過去の素晴らしいパフォーマンスとこれからなされる未来のパフォーマンスとの間を行ったり来たりしながら、さらに数回のセットをします。やってくる感覚の気づきを維持しながら、流れをあるがままに行ったり来たりしましょう。

本章においては、あなたに様々なエクササイズを示すことで、私たちがどのようなワークをしているのかの感じをつかんでもらった。また自分自身でＲＳＰＰに対処するツールのいくつかをお伝えした。これらのエクササイズの一つ、もしくはそれ以上のものが、ＲＳＰＰの緩和や、さらには除去にも役立つことがわかったかもしれない。忘れないでほしいのは、この種のパフォーマンス問題は複雑で、その根っこを明らかにし、根底にあるスポーツトラウマをすっかり処理するためには、しばしば教育を受けたブレインスポッティング・スポーツワークのプラクティショナーの助けが要請されるということだ。もちろんそうではあるが、あなたが自分で行なったエクササイズが役立つことを知ったのなら、他のテクニックを使った実験も含め、継続することをお勧めする。

ＲＳＰＰに対する闘いにおいて最も必要なことは、忍耐強さであるということを忘れないでほしい。プロセスを一貫して、自分自身に対して優しくあるということもまた不可欠である。短気や自分に向けた怒りは、ただあなたをさらに停滞させ、さらに自信を減退させるだけである。それよりもむしろ、あなたが自分自身に対してのサポートしてくれる「よいコーチ」である必要があるのだ。そのことによって、ＲＳＰＰの解消に不可欠な安全性という内的な雰囲気がつくられるのである。

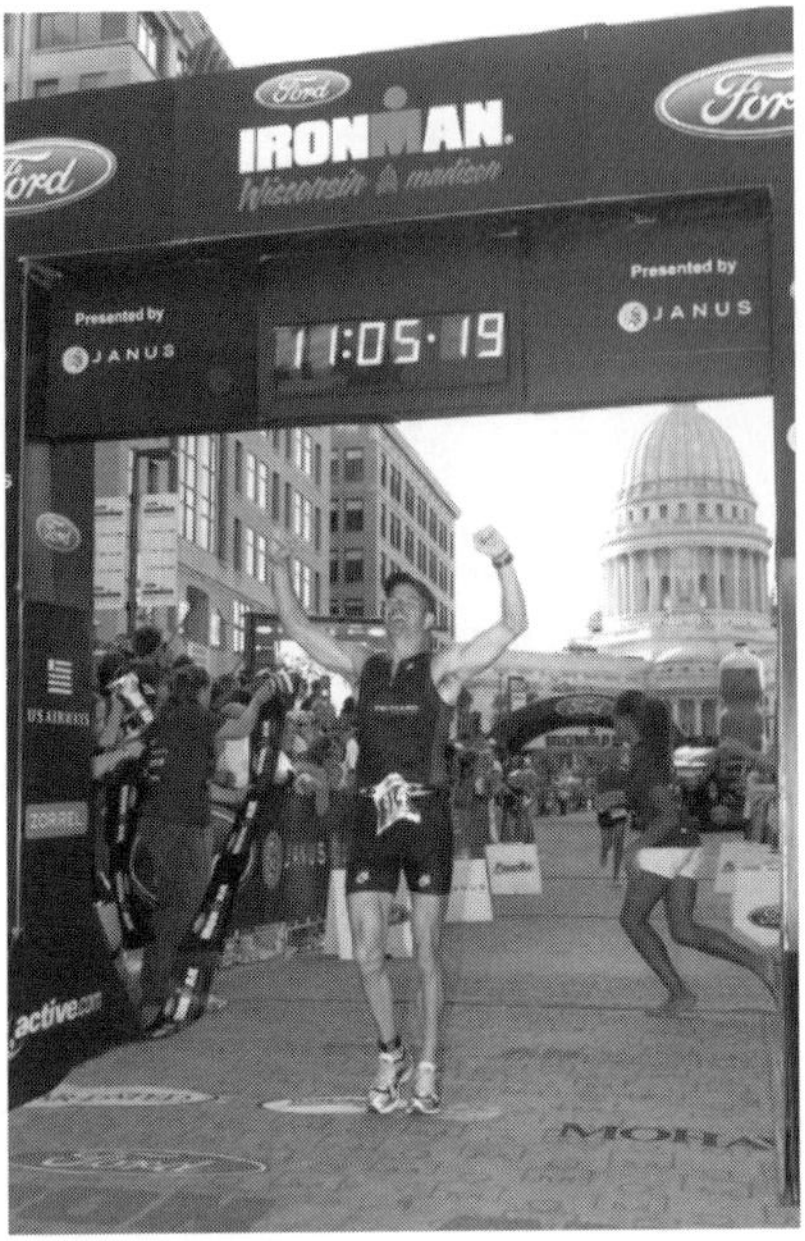

「ブレインスポッティング・スポーツワーク」は、さらなるパフォーマンスの向上に励んでいるアスリートを援助できる

おわりに

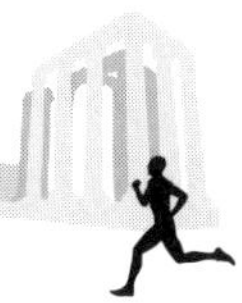

身体的かつ感情的に揺さぶられる出来事や、本書でトラウマと呼んできたことは、人間が生きている限り、自然なものの一部である。人はトラウマ的な影響を及ぼす無数の体験をすることなしに、人生を過ごすことはできない。競争の激しいスポーツに参加するときには、この種の動揺させるような体験に遭遇する可能性は増すのである。恥ずかしがろうが、怖がろうが、怪我をしようが、これらのトラウマは、パフォーマンスや心理的なウェルビーイングに対して重大で、しばしば隠された衝撃を与えるものである。

スポーツは、私たちの日常生活の集約バージョンである。パフォーマンスは、時間が限られていて、閉じられた空間で行なわれ、結果がつきまとう大博打である。それゆえ、トラウマ的に曝《さら》されることは、個人としてアスリートとして、人々にその後も継続して影響を与える可能性をより大きくする。**子ども時代のスポーツに遡って追跡することを通して、私たちが発見したことは、パフォーマンス不安、ブロック、イップスのような反復性パフォーマンス問題の根源的な原因は、脳と身体の中で、これらの動揺させる体験が時間をかけて無意識的に積み重なったことであるということである。**

これらの繰り返し発生する問題を扱う従来の様々な方法は、その問題の表面に焦点を当ててきた。これらの問題には、アスリートの不安症状、強迫的な自己疑念とネガティブな思考、身体的な緊張、そして集中力の欠如などが含まれる。現行のスポーツ心理学は、アスリートの神経の高まりを鎮静化したり、自己を信頼する感覚を増強したり、目の前の課題である競争相手に勝つことに集中できるように援助したり、意識的な行動戦略を採用している。残念ながら、これらのテクニックが、**継続的な**効果を持っていることは稀である。なぜなら、無意識に積み重なった身体的で感情的なトラウマであるという問題の根本的な原因を無視しているからである。雑草を引き抜いても根が残っている場合の庭と同じであり、その問題は前よりさらに強いものとなって戻ってくるのだ。

怪我が、アスリートが苦しんでいるＲＳＰＰと**直接的**につながっているときもある。先に競技で積極的にコースを攻めることができないスキー選手の例を示した。その選手は、スキー中に低い前傾姿勢を保つどころか、後方に傾き、腰高であることをやめることができなかった。前シーズンの間、その選手は、右の膝の前十字靭帯を断裂するような、シーズンを棒に振る衝突に苦しんでいたのである。この特定の怪我が、無意識に彼の不確実感の原因となっていたのだ。

通常、怪我とパフォーマンス障害とのつながりは、あまり明確ではない。アスリートは、何ら客観的に見て取れるようなパフォーマンスへのネガティブな影響が**現れることも**なしに、無数の身体的で感情的なトラウマに長年にわたって苦しむ。反復性パフォーマンス問題の全容が出現するには、引き金となるような動揺するような出来事の一押しがあれば十分なのである。たとえば、高校でのスター投手が、MLBのスカウトが視察のときに、突如、サイン通りに投げる能力を失って、手前で球がワンバウンドし始めた。彼には、投げるほうの腕に無数の怪我があり、背中には苦痛を伴う筋肉の張りがあり、またスライディングしたときに足首を痛め骨折したことがあり、彼の過去は怪我で満ち溢れていたのだ。視察が近づくにつれ、これらの積み重なった怪我は、投球のイップスの原因へと転じたのである。

私たちの常識を打ち破《ブレークスルー》る発見が正しいものであることを示すのは、脳と身体は自動的に、アスリートが苦しむ一つ一つの怪我を記憶しているという事実である。もしこれらのトラウマが一貫して処理されなければ、アスリートは神経生理学的に、ことごとく停滞するようになる。すなわち、アスリートは、トラウマにおける視覚、聴覚、嗅覚、感情、そして身体感覚のすべてを、無意識の状態で抱え込むのである。それから、その後に生じた別の動揺するような出来事が、それ以前のトラウマの上に層をなして積み重なる。数ヶ月、さらには数年もの期間ですら、アスリートは、積み重なったトラウマによる影響をまったく受けていないように見えるかもしれない。それは、その時点までは何とか、内面での身体的、感情的なトラウマの予後に適応できていたからである。

しかしながら、さらに動揺するような出来事が積み重なると、アスリートの適応能力をじわじわと越えていく。洪水をせき止めてきたダムが、ついにその水圧に耐えきれず、水が漏れ出す。反復性パフォーマンス問題が、アスリート、コーチ、ファン、そして親たちに、目に見えるかたちで出現するのが、この時点である。それから、アスリートがパフォーマンスのプレッシャーを感じていたり、何か無意識的に元となるトラウマが思い出されたときに、そのダムはついに決壊し、アスリートは不安感に押し流され、たとえ単純なパフォーマンスさえできなくなってしまうのだ。

第2章に登場したディビジョン1所属のゴールキーパーであるコリン・バーンズは、曇りや雨の試合日にゴールポストの前にいると、常に恐怖心や不確実感をいつも以上に感じるようになっていた。これらはまさしく、顔面を蹴られ、そのシーズンを棒に振り、危うくサッカー人生が終わりかけたときと同じ天候条件だったのである。思い出させる照明、温度、そして霧雨が、**たとえ本人は意識していなくとも**過去を再演させる原因となって、この過去のトラウマを誘発させたのであった。

私たちは、以上のような現象を説明するために、スポーツ外傷性ストレス障害（ＳＴＳＤ）という呼称をつくりだした。ＳＴＳＤを持っている人は、元となるトラウマをはっきりと思い出すときにはいつでも、知らず知らずのうちにその過去へと引き戻される。バッターが打席に入るとき、恐怖心や自己疑念を感じることやボールを打てないことが、その1年前にビーンボールを投げられたことに直接的に関連していることもありうるのだ。打席に入るという単純な行為によって、無意識的なフラッシュバックが誘発される。その瞬間に、自己防御的な「闘争か逃走か」反応が始動する。そして、本塁から彼の身体を後方に反らせ、早くスイングするようにと急かしたり、もしくは、肩にバットをつけたまま動けなくなるといった、反射的な原因をつくるのである。

このような変化の構造は、すべての反復性パフォーマンス問題の核心である。

状況で要求されるパフォーマンス（このケースでは、ボールに向かって踏み出すこと）は、後方に引かれるという自己防御的な本能によって、中断させられるのである。アスリートの身体は、凍結されたトラウマの記憶を保存していて、

あたかも今その危機が存在しているかのように、現時点において反応するのである。これらの動作は、ほとんど知覚されないこともあれば、打席で動けなくなったり、

打席を外したり、打席の前に飛び出したりなどのように痛いほど明らかに現れることもある。

パフォーマンスが要求する動作と、知覚された危険を避けようとする本能的な自己防御の動作との間には葛藤が生じる。このような葛藤こそが、突然、本塁が見えなくなる投手や、投手への通常の返球ができない捕手、繰り返しファンブルするハーフバック、スピードを上げる必要があるときにゆっくり滑るスキーヤー、手首をしゃくりあげ、3フィートのパッティングを外すゴルファー、そして後方倒立回転跳び（バク転）をしようとするたびに動けなくなる体操選手たちの状態を説明するものだ。アスリートの筋肉の記憶は、それぞれの状況で、長年の技術トレーニングや反復練習を通じて精密に鍛錬されてきたものである。しかし、自己防御反応の誤った発火によって、正確な動作は打ち負かされてしまう。

私たちのアプローチは、ある方面の人たちから見ると、新しく、賛否両論あるものであることは、私たちも認識している。今日まで、反復性スポーツ・パフォーマンス問題は、アスリートの意識的なコントロールの範囲内に存在するものとして概念化されてきた。そのようなことが真実であれば、これまでのスポーツ心理学は、もっと堅実で永続的な成果を達成してきたことであろう。しかし事実が示しているのは、これらの意識的なテクニックでは、ＲＳＰＰに基づいたトラウマを解決するには、痛ましいほど不十分であるということだ。

これまでのスポーツ心理学では、ＭＬＢのマッキー・サッサー（元メッツ捕手）や、ゴールドグラブ賞を獲得したチャック・ノブロック（元ヤンキース二塁手）が、投球のイップスのせいで選手生命を縮めたことを、どのように説明することができるのだろうか？　サッサーは、送球問題を克服し、選手生命を救うという悲壮感を持って、50名の専門家に相談した（第1章）。誰ひとりとして、サッサーを救うことはできなかった。なぜならどの専門家も、根底にあるかもしれない原因にアクセスするために、スポーツでの負傷歴や個人生活における負傷歴を聴き取ることをしなかったからである。

ブレインスポッティング・スポーツワークの最新の概念は、トラウマの分野から採られたものである。トラウマの分野では、ＰＴＳＤに苦しむ人たちを、その症状からの永続的な救済を成し遂げる援助がなされてきた。私たちのＲＳＰＰへのアプローチの核心は、アスリートの身体的、感情的なトラウマに対する脆弱性にある。どのスポーツも複雑な動作を含んでいる。アスリートはすばやく捻ったり、動きながら、重力に挑む。そして、その過程において、固定した物や他のアスリートに衝突するのである。

多くの怪我は、子ども時代や思春期に起きる。生理学的、神経学的、感情的な発達にとってきわめて重要な時期である。若年者は、これらの発達時期の間、トラウマに対してかなり脆弱である。結果として、これらの時期に起きることが、若年アスリートの神経生理学的な側面で閉じ込められ、後になって反復性パフォーマンス問題として出現する可能性がかなり高い。ブレインスポッティング・スポーツワークを使うことによって、私たちにわかったことは、壁にぶち当たり、スランプに苦しんでいるアスリートたちが突き破って自由になることを援助してきたということだけではなく、彼、彼女らのパフォーマンスを新たな高みにまで運び上げることができるということであった。

私たちのアプローチによって、平均点かそれ以上のパフォーマンスレベルのアスリートが、期待以上にパフォーマンスを向上させることもできる。タイガー・ウッズのようなトップ選手でさえ、スポーツ傷害とトラウマに対して適応しようと努めているのだ。そしてすべてのアスリートは、生理的、神経的、感情的なトラウマの残りカスを持っていて、結果として、確実に適応している状態にある。私たちは、すべてのアスリートに対して、個別にパフォーマンスの有効性の持続度を評価する。一つの極には、適応能力が機能不全となり、イップスや手に負えないスランプによって完全に身体の自由が利かない者もいる。また、トラウマにもっと適応できる者もいる。それゆえに、いまだ実力は発揮できないまでも、平均点のパフォーマンスはできるのである。帯域のもう一方の対極にいるのは、トップ層のアスリートであるが、その人たちでさえ、傷害とトラウマを同定し処理することによって、さらにパフォーマンスを向上させることができる。私たちは、これらの競争者ができると思っている地点を越えて、試合のレベルを向上させるための援助を行なってきたのである。

恥ずかしく感じた投球のイップスから19年後、マッキー・サッサー（第1章）は、現在、コーチを務める短期大学のチームへの打撃練習で、**たとえ人から見られているときであっても、**心地よく投げることができている。マッキーがグランド博士との取り組み後に次のように解説している。「過去の出来事から自由になれたような気がするよ。投球の問題やその他のことも、思い悩むことは何もない。ただボールを投げるだけさ。よりリラックスしているし、『屁の河童』だ。本当のことを言うと、大したことではない。ボールを投げるだけのことだしね。ここが、大きな試合でプレーをしていたときとは大きく違うところさ」。

ゴールキーパーのコリン・バーンズ（第2章）は、2005年に、慢性的なパフォーマンス不安や自信の喪失に苦しんでいたマサチューセッツ大学を卒業した。卒業から3年後、スウェーデンのプロチームであるリュングスキレと2年契約にサインをしたことを、私たちに知らせてくれた。ここに書いている時点で、彼は**先発の**ゴールキーパーである。バーンズは、ゴールドバーグ博士との取り組み後、現在の状態について述べている。「僕たちがやったことで、僕の中のスイッチが完全に押されたね。近頃はクールで、落ち着いている。国営TVで、2万人の叫びをあげているスウェーデン人の前でプレーをしていても、まったく問題なしさ！」。

体操選手のアマンダ・ディアマン（第6章）は、選手生命を失いかけた怪我から回復した。体育館に入ると恐怖心で凍りついて動けなくなってしまい、最も単純な動きすらできなくなっていたのである。アマンダは失ったすべての技を取り戻し、大きな競技会での重圧と監視の下でも、不安感を感じることなしに、それらの技を成功させた。地区大会では、個人総合において、4種目すべてがうまくいき、2位になった。さらにアマンダは、恐怖心を無力化することによって邪魔されずに、新しくよりチャレンジングな技を学び続けたのである。

大学野球の投手であるカルダー・カウフマンは、グランド博士との取り組み後、より落ち着いた内省的な人間となった。外科手術を繰り返しても彼の複数の肩の怪我はよくならなかったものの、カルダーの投球のイップスの体験は、人生を完全に変えるものであった。「それは実際、僕に起こりえた最高の贈り物だったよ。なぜならそのおかげで自分の不安感に直面せざるを得ない状況になったからね。僕にとって野球がそれほど大切なものでなかったら、不安感のすべてと取り組もうなんで決して思わなかっただろう」とカルダーは言った。ブレインスポッティング・スポーツワークとの広範囲に及ぶ取り組みは、人として、カルダーに重大な変化をもたらしたのだ。これまでのカルダーの想像以上に、より幸せで、リラックスでき、バランスがとれるようになったのである。カルダーは大学の学部課程を修了し、現在、心理学の修士号を取得しようとしている。カルダーは、自分の体験と同様なパフォーマンスの悩みを持つアスリートを援助する取り組みに従事することを望んでいる。

今、私たちの目の前にあるのは、スポーツ心理学とパフォーマンス向上の領域において非常にエキサイティングな時代である。ブレインスポッティング・スポーツワークの手法は、プロフェッショナルやオリンピックを目指す層から「週末の戦士」に至るまで、どのレベルのどのスポーツのアスリートにとっても、効果的でパワフルである。私たちのテクニックは、スポーツの領域を超えて、ビジネス、パフォーミングアーツ、演説、学会を含む、広くバラエティに富んだ領域において、応用できる可能性を持っている。ブレインスポッティング・スポーツワークは、パフォーマーが、現場の内外を問わず、自分たちの身体において気持ちよく感じ、リラクセーション、バランスそして向上した動作タイミングの感覚を維持することを助けるものである。スポーツとは、つまるところ、障害を突破することであり、新たな高みにのぼることである。そして私たちの方法論は、パフォーマンス向上の新たなレベルへと導くための、常識を打ち破るツールを提供しているものと信じている。

翻訳者あとがき

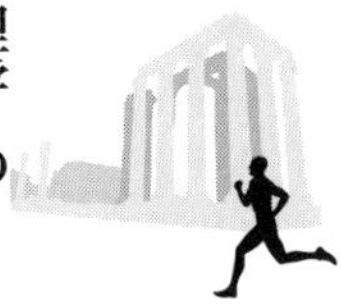

「スポーツ心理学」と「ソマティック心理学」の豊かなコラボワーク

本書は、米国の応用スポーツ心理学者であり国際的に著名なピークパフォーマンスのコーチであるアラン・ゴールドバーグ博士と、米国の最新トラウマ心理療法Brainspotting®の開発者デビッド・グランド博士との共著 "This is your Brain on Sports: Beating blocks, slumps and performance anxiety for good!" D. Grand, ph.D. & A. Goldberg, Ed.D.(2011). Dog year publishing, Indianapolis, IN. USA.の全訳です。近年、成果の目覚しい米国での長年の広範囲にわたるトラウマ／ＰＴＳＤ研究からのフィードバックを、スポーツ心理学の臨床の場に役立てるという発想から生まれた、まさに「革命の書」です。様々なスポーツシーンにおける具体例を元にした、実に刺激的で興味深く、かつ読みやすい著作となっています。

翻訳者である私自身、最新トラウマ心理療法の基本コンセプトに親しんでいる心理臨床の専門家の1人として、米国のスポーツ心理学とトラウマ心理療法のプロの共作による新しい提案は、日本においても次第に受け入れられていく説得力と可能性が含まれていることを確信しています。東京オリンピックを２０２０年に控えたこの時期に本書を邦訳出版できることは、ある種の責任を果たせた思いもあり、誠に感慨深いものがあります。

アスリートの心身問題への対応姿勢について

本書には、一人ひとりの人間としてのアスリートに対する愛情が溢れています。スポーツ選手を外見のタフさによってその内面を推し量ると、根本的な間違いを犯してしまいます。アスリートは、「パフォーマンスする機械」ではありません。繊細な心と感情を持った1人の人間です。この当たり前の認識を、建前ではなく前提として堅守する必要があります。特に全力で練習をしてきたアスリートほど、小さいときからのコーチや親の教育・指導が身についています。ともすれば考えや気持ちが無意識に押さえ込まれ、事態が深刻になるまで本人も気づかない可能性も決して低くはないでしょう。これまでの体験で、たとえ嫌な場合であっても、率直にノーと言えないことも多々あったことでしょう。

もちろん、周りの親や教師やコーチが、アスリートや生徒に対して、辛い練習に耐える気力と体力の育成をはかることは必要でしょう。しかし、指導者の従来の成功体験や曖昧な指導方針によって、個性に関係なく無理をさせることが許された時代では、もはやありません。「スポーツ・トラウマ」（ここでは、主に、スポーツによる怪我などに起因する心的トラウマの意）の怖さ・根深さをまず指導的立場の人間がよく自覚し、それをアスリート本人に自覚させる義務と責任があります。一歩間違うと1人の人間の一生を壊してしまう可能性すらあることへの理解も大切です。本書ではそのような危険性が豊富な事例と共に繰り返し指摘されますが、それはアスリートや関係者の不安を煽るためでなく、解決の道へと導きたい、真に人生を享受してもらいたいという意図によるものです。

「メンタルトレーニング」の限界を超える——「スポーツ心理学」の新しい可能性

本書の持つ重要な意義の一つは、「スポーツ心理学」と「トラウマ心理療法」の橋渡しの役割です。最新かつ健全な臨床心理学的な対応、特に「ソマティック（身体）心理学」領域に属するトラウマ心理療法が、従来の「スポーツ心理学」「メンタルトレーニング」といった分野に積極的に応用される時代の到来が待たれています。この潮流がより確かになればと、本書の翻訳を思い立ちました。

日本においても、スポーツ心理学の領域での心理療法、カウンセリングの活用の重要性が意識され、「臨床スポーツ心理学」という言葉も20年ほど前から唱えられているようです。ただ、欧米における21世紀前後の脳科学、神経生理学などの急速な発達と歩調を合わせた臨床心理学の新たな展開は、日本においてはまだ導入段階です。日本の臨床心理学、心理療法の世界は、まだまだ従来的な脳の言語・認知的な領域への働きかけへの偏重があるように思えます。

たとえば、本書の中心的な主題である「イップス」など、スポーツやその他のパフォーマンスにおける障害には、身体的に現れる症状が非常に多く、その有効な手法とは、当然ながら心理と身体の双方への統合的な働きかけが必須のものとなります。しかし、驚くべきことに、「スポーツ心理学」「メンタルトレーニング」の臨床現場では必ずしもそうではないようです。現行の多くのセルフトーク（自己暗示法）、イメージ・リハーサル法、自律訓練法などは、意識主導の、いわば表層部分に働きかけるもので終わっているようです。

「行動」と「思考」のパターンを変えることが、「メンタルトレーニング」の手段とされます。アスリートにとって、ある意味、それ以上に重要な「感情」や「身体感覚」といった深層レベルでの変容は、非言語的な大脳辺縁系や脳幹、自律神経系の領域であり、手に負えないものとして通常は扱われません。単純化すると、アスリートに対するサポート方法は、言語脳に働きかける「メンタルトレーニング」と物理的な身体に働きかける「フィジカルトレーニング」（食事を含む）で構成されます。いわば、白と黒の単純な二極分化の世界です。しかし、実際には、二色間に多層なグラデーションを持った広大なグレーゾーンが広がっているわけですが、その領域に対する対応は、あたかもブラックボックスのようにまったく無視されているか、手をつけることが避けられているのです。そのように割り切ってよいものでしょうか？　全体から見ればごく一部の言語脳の部位への働きかけに的を絞って、はたして全人的・全身的な効果がどれほど生まれるものでしょうか？　ここに、「メンタルトレーニング」の限界を超え、「フィジカルトレーニング」との橋渡しをする、またはそれらの基盤となるようなプラクティス、いわば第3のトレーニング、「ソマティックトレーニング」の存在が必要とされるのです。

「ソマティック」(somatic) とは、生き生きとした身体、内部から感じられる主観的な身体性や身体感覚などを意味する古代ギリシャ語由来の言葉です。そもそも、人間の脳の領域は大きく3つに分けることができます。すなわち、①言語・認知の領域を司る大脳新皮質の領域、②非言語な情動／感情の領域を司る大脳辺縁系の領域、そして③非言語な呼吸や脈拍など身体の基本的なリズムを司り、脊椎を介して全身の自律神経系などの神経系とつながっている脳幹の領域です。現行のスポーツ心理学では、この3つの部分がいわばバラバラに扱われています。そして、「メンタルトレーニング」とは、もっぱら①の部分への働きかけとなります。これに対して、①②③のすべてを対象に、全人的な、心と体の双方に広く関わる大きな問題点を深層レベルから補完する、いわば、ボディ・エモーション・マインド・スピリットのすべての領域を統合する立場から対応する臨床の可能性が、ソマティック心理学系のアプローチの導入によって開けるのです。この意味で、これからの「臨床スポーツ心理学」の中心は、「メンタルトレーニング」に加えて、是非とも「ソマティック臨床スポーツ心理学」や「ソマティックトレーニング」であってほしいと思います。そして、その代表格が、本書の主役「ブレインスポッティング」です。

「ソマティック心理学」と「ブレインスポッティング」

ソマティック心理学（身体心理療法）は、比較的、新しい心理学の領域です。心身一元論にもとづいて、認知的な心理に加え、感情や身体からの情報（主観的な身体性や身体感覚、客観的な神経生理学や脳科学からの情報）を重視し、統合的な対処を目標とする21世紀の心理学です。近年は、フラッシュバックのような解離症状、回避行動など、身体的な要素が強いトラウマ／PTSD対応の心理療法に効果が高い療法として世界的に注目されています。このようなソマティック心理学が持つ特徴をうまく生かせば、スポーツ選手や広くパフォーマンスの問題を抱える人たちにとっても、従来にないユニークで効果的な選択肢になりうると考えることには道理があります。また、実際、そうだからこそ本書もつくられたわけです。

具体的なアプローチとしては、本書で詳しく紹介されているブレインスポッティングを始め、ソマティック・エクスペリエンシング（SE）、センサリーモーターサイコセラピー、ハコミメソッド、プロセスワーク、バイオシンセシスなど含まれます。さらに、アレクサンダーテクニーク、ロルフィング、フェルデンクライス、ローゼンメソッドなどの「ソマティックプラクティス」（ボディワーク、ソマティックス、ソマティック教育、身体技法などとも呼ばれる）も力強い手助けをしてくれることでしょう。

そして、本書の主役「ブレインスポッティング」（以下、BSP）は、共著者の1人であるグランド博士によって、2003年に開発されました。近年、博士自身は、"Brain-body based relational therapy"と呼んでいます。その基本コンセプトは、「どこを見るかによって、どのように感じるかも影響される」ということです。つまり、視線のポイントが脳内の特定のトラウマに対応するスポットと直結しているという驚愕の仮説に基づく、最新ソマティック心理療法なのです。

BSPは、トラウマ心理療法の先輩格であるEMDRやSEなどからも多くの要素を取り入れ、最新の脳科学、神経生理学の知見にも基づいた心身統合の観点から構築されています。よって、BSPの適用範囲は、「イップス」治療に限定されるわけではなく、広く災害や事故、虐待などのトラウマ体験によって形成されるPTSDに効果的な心理療法として、現在、欧米でも注目され、拡大しています。今日では世界各地に9千人を超えるプラクティショナーによって実践されているセラピーなのです。BSPが他のトラウマ心理療法と比べて特にユニークなのは、グランド博士自身の経歴もあって、スポーツや演劇などのパフォーマンス改善にも積極的に適用されているという点にあります。その一端が本書として結実したのです。

BSPは、日本でも有志の先生方によって、この3年ほど何度かトレーニングの一部が開催され、トラウマ心理療法の分野では徐々に浸透しているようです。同じ「心理学」とはいえ、トラウマ心理療法の世界とは異なる「スポーツ心理学」の世界においても、BSP的な考ええや手法が、本書をきっかけとして活用され、これまでの手法では効果があまり感じられなかった方や分野に対して、一つの光明となることを期待しています。BSPは、今後の日本において、最も発展と定着が望まれる心理療法の一つでしょう。

最後に

今回の本書の出版もまた、多くの人たちとの協働において実現しました。まず、素晴らしい原著を生み出してくれた原著者のアランとデビッドに感謝したいと思います。また、本書の持つ意義を即座に理解していただき、出版を快くお引き受けいただいたBABジャパンの東口敏郎社長、そして編集を担当していただいた木村麗さんに感謝いたします。その他にも、直接的、間接的にお世話になった人々の存在に感謝いたします。

ＢＳＰをはじめとする（マインドフルネスを含む、広く身体感覚をベースとした）ソマティック系心理療法が、悩める多くのアスリートを援助するためのツールとして積極的に活用される道の開拓に、本書の出版がつながれば幸いです。

多くの方の日々の真摯な援助や努力が実り、「イップス」をはじめとする諸問題で日々悩まれている、アスリート、武道家、演奏家、演技者、その他広い意味でのスポーツ愛好家、パフォーマーの方々に役立つことを願っています。また支援で悩まれている親やコーチ、メンタルトレーナー、カウンセラーの方々が、本書から何がしかのヒントを読み取られることを願っています。さらに講演など人前で極度の緊張をされる方、電話の応対で緊張のあまり吃音になられる方など、「アスリート」などではない多くの方々が日々体験されている、様々な日常的現場での苦しみや悩みを含め、それらの解消や軽減に少しでもつながることを祈っております。

広島への原爆投下日と重なるリオ五輪の開幕日に、平和と健康を祈って。

２０１６年８月６日　久保隆司

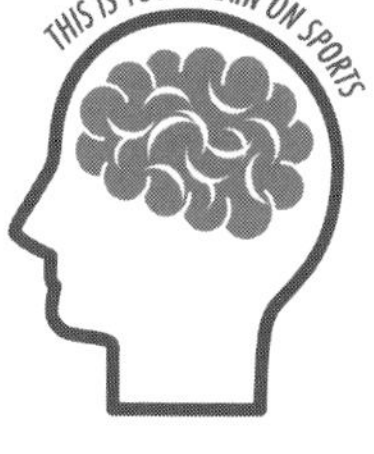

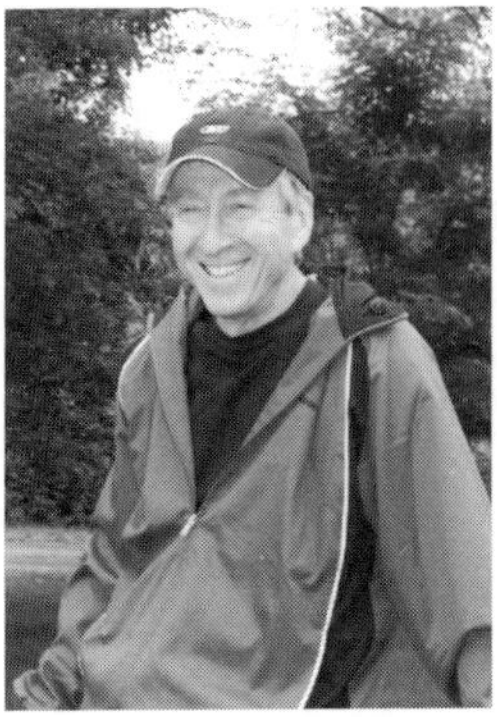

著者・アラン・ゴールドバーグ博士
(Alan Goldberg, Ed.D.)

国際的に知られるスポーツ・パフォーマンスのコンサルタントである。博士は、プロから中学生の競技者にいたるまで、あらゆる層のスポーツ全般にわたるアスリートやチームと、32年以上にわたって取り組んできた。"Sports Slump Busting"（邦訳『スランプをぶっとばせ！――メンタルタフネスへの10ステップ』ベースボールマガジン社，2000)、その他、30ものメンタル強化トレーニングの本、オーディオプログラムを手がける。専門は、アスリートに対するパフォーマンス不安やブロックの克服、スランプからの脱出、潜在能力の発揮の援助。スカイプを通じたコンサルテーション・サービスは、世界中のアスリートによって採用されている。
HP：competitivedge.com

著者・デビッド・グランド博士
(David Grand, Ph.D.)

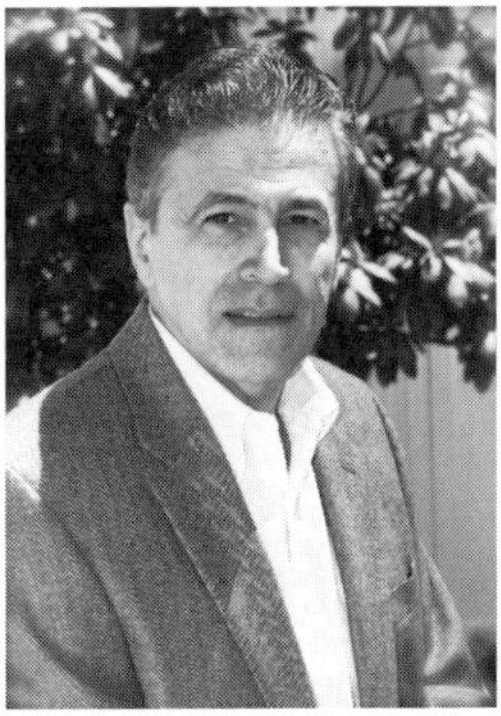

パフォーマンス問題の専門家、臨床ソーシャルワーカー、作家、講演家、そして、最新ソマティック心理療法であるブレインスポッティングの開発者として国際的に著名。"Brainspotting: The Revolutionary New Therapy for Rapid and Effective Changeg"（2013）および"Emotional Healing at Warp Speed : The Power of EMDR"（2001）の著者。トラウマ治療、スポーツのパフォーマンスと創造性の向上における発見と先進性で知られる。博士の開発したブレインスポッティング・メソッドとバイオラテラル・サウンドは、今日セラピーの限界を突き破る方法を求める世界中の多くのセラピストによって採用されている。
HP：brainspotting.pro

翻訳者・久保 隆司（くぼ たかし）

ブレインスポッティング認定セラピスト。臨床心理士。ボディワーカー。心身の統合の問題を扱う「ソマティック心理学」領域を専門とし、日本での普及活動に従事。日本ソマティック心理学協会会長。米国にて、グランド博士より直接、ブレインスポッティング・トレーニングphase 1、2、3を受講修了。著訳書に『ソマティック心理学』（春秋社，2011)、『これだけは知っておきたいPTSDとトラウマの基礎知識』（創元社，2015)、『PTSDとトラウマの心理療法』（創元社，2009)、『ソマティック心理学への招待』（コスモスライブラリー，2015)、『ローゼンメソッド・ボディワーク』（BABジャパン，2013）他。
HP：integralsomatics.jp　　mail：coolrabbit13@gmail.com

装丁：梅村昇史

本文デザイン：澤川美代子

最高のパフォーマンスを実現する！

ブレインスポッティング・スポーツワーク
トラウマ克服の心理療法

2016年10月20日　初版第1刷発行

著者
アラン・ゴールドバーグ
デビッド・グランド

翻訳者
久保隆司

発行者
東口敏郎

発行所
株式会社 BAB ジャパン
〒151-0073　東京都渋谷区笹塚 1-30-11　4・5 F
TEL 03-3469-0135
FAX 03-3469-0162
URL http://www.therapylife.jp
E-mail: shop@bab.co.jp

郵便振替
00140-7-116767

印刷・製本
株式会社 暁印刷

ISBN978-4-8142-0005-4　C2077

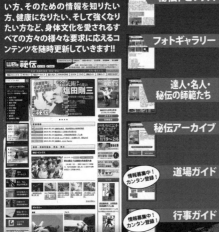

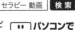

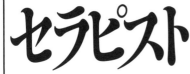

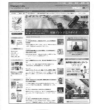